네 치매가

찾아왔다

pan'n'pen

편집 일러두기

· 이 책은 일본에서 활동 중인 치매 전문의가 쓴 것으로 일본의 사회제도 기준으로 정보가 정리되어 있습니다.

· 사례별로 등장하는 인물은 모두 실제하였습니다. 한국어판은 인물의 본명 대신 이니셜로 표기하였습니다.

우리집에 치매가 찾아왔다

어쩌면 한 번은 만나야 할 가족이야기

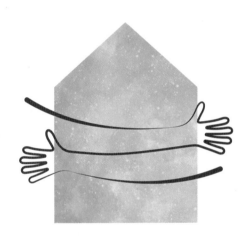

하세가와 요시야 지음 | 이미라 옮김

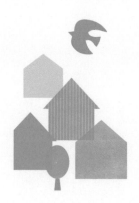

두 번째 계절

상당히 불안한 여름 : 초기 치매

세 번째 계절

혼란의 가을 : 치매 중기

네 번째 계절

결단의 겨울 : 치매 말기, 중증

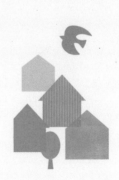

책을 시작하며

"이렇게 중요한 사실을 왜 아무도 가르쳐주지 않는 거죠?"

어느날 갑자기 날아든 질문에 나는 뒤를 돌아보았다. 그곳에는 자그마한 체격의 60대 여성이 서 있었다. 그녀는 예의상 미소를 짓고 있었지만, 잔뜩 긴장한 어깨에는 어쩐지 분노가 숨겨져 있는 듯했다.

'내가 무슨 말실수라도 한 걸까?' 시비를 걸어올지도 모른다는 생각에 나는 잔뜩 긴장할 수밖에 없었다.

2017년 봄이었다. 치매 전문의인 나는 기후현 토키시의 시민강당을 돌며 치매에 관한 강연을 하고 있었다. 〈왜 가르쳐주지 않는가? 치매는 아는 것이 중요하다〉라는 주제의 강연이었다. 치매에 관한 극히 기본적인 지식은 물론, 평소 메모해둔 크고 작은 치매 관련 에피소드에 블랙 유머를 섞어 청중에게 나의 생각을 전했다. 강연은 순조로웠고, 일천 명도 넘게 모인 강당에서 박장대소가 터지는 일도 적지 않았다. 강연 때마다 웃음이 끊이지 않았던 덕분일까, 60대를 대상으로 하는 나의 지방 강연은 꽤 인기를 끌었다.

갑작스레 질문을 받은 것은 강연이 끝나고 나서였다.

"제 강연을 들으셨습니까? 중요한 사실이란 게 무엇이죠?" 나는 조심스럽게 되물었다.

"그야 당연히 도둑맞았다는 망상이죠!" 그녀는 대답했다.

'도둑맞았다는 망상'이란 치매 환자에게 흔히 나타나는 증상으로, 환자가 '누가 지갑을 훔쳐갔다'거나 '연금을 도둑맞았다'는 등의 망상에 빠지는 것을 말한다.

그녀는 수년 동안 치매에 걸린 시어머니를 돌보아왔다고 말했다. 그러는동안 시어머니에게 '네가 내 돈을 훔쳐갔지!', '이 도둑년아!'라며 억울한 소리를 들었던 적이 한두 번이 아니라고 했다.

실제로 이런 누명은 치매 환자를 가장 가까이에서 돌보는 따라서, 가장 의지할 수밖에 없는 간병인에게 돌아가는 매우 억울하고 참기 힘든 괴로움이다. 내가 강연에서 언급한 '도둑맞았다는 망상'이 바로 이런 것이다.

"처음에 도둑년이라는 얘기를 듣는 순간 뒤통수를 맞은 것 같았어요, 숨을 쉴 수가 없었죠." 라며 그녀는 흐느꼈다.

"저는 시어머니가 저를 미워하는 줄만 알았어요."

그도 그럴 것이 치매 환자의 분노는 상상을 초월한다. 따라서 누구든 그 화풀이 대상이 되어보면 그렇게 느끼는 것도 무리는 아니다.

"왜 환자를 돌보는 내가 미움을 받는 걸까라는 생각에 많이 원망스러웠어요. 그래서 시어머니에게 두 번 다시 마음을 열지 않겠다고 결심했죠. 그리고 돌아가시기 전까지 마음의 문을 꽁꽁 닫고 열지 않았어요. 마지못해 간병을 하긴 했지만요." 그녀는 말을 이었다.

"이 모든 것을 미리 알았더라면…. 시어머니를 좀 더 따뜻하게 모셨을 텐데. 이제 와서 후회되네요. 선생님, 이렇게 중요한 사실을 왜 아무도 말해주지 않은 거죠?" 나는 아무 대답도 할 수 없었다.

왜 아무도 말해주지 않는 것일까? 시간이 지날수록 그녀의 질문은 머릿속에서 떠나지 않았다.

나는 치매 전문의사이다. 기후현 토키시에 병원이 있고, 치매 환자의 초기 진단에서부터 집에서의 간병과 임종에 이르기까지의 치매 전반을 아우르며 21년째 일하고 있다. 이외에도 고령자 간호시설이나 재활시설도 운영하고 있다. 그리고 시내에 있는 그룹 홈 등 16개의 고령자 시설에서 협력 의사로도 활동하고 있다. 다시 말해 새벽부터 밤까지 치매 환자에게 둘러싸여 지내고 있다고 해도 무리는 아닐 것이다. 그런 나에게 치매에 대한 이야기는 지극히 당연한 일상이어서 강연 의뢰가 없는 한 일부러 꺼내는 일조차 없었다.

"아뇨, 당연한 일이 아니에요, 그런 증상이 있다는 것을 전혀 몰랐습니다."

시어머니를 모시던 60대 여성의 얘기를 듣던 편집장이 말했다. 그의 부모님도 80대로, 아직까지는 아무 증상 없이 매우 건강하게 지내고 계시다고 한다.

"하지만 앞으로 만에 하나 부모님이 치매에 걸리기라도 한다면… 생각만해도 밤에 잠이 안 올 정도로 불안합니다. 아직 치매를 치료하는 약이 없잖습니까? 혹시 부모님께서 치매에 걸린다면 기억을 잃고 점점 이상하게 변해가는 모습을 속수무책으로 바라볼 수밖에 없겠죠. 게다가 그런 간병 생활이 언제까지 계속

될지 아무도 모르잖아요. 시설에 맡길 수 있는 경제적 여유가 있는 것도 아니고. 아마 제가 일을 그만두고 직접 부모님을 돌보는 일에 매달려야 할 겁니다."

너무 솔직한 그의 고백에 나는 적잖이 놀랄 수밖에 없었다. 편집자라는 직업적 특성상 사회 전반에 관한 상식이 넘쳐나는 그조차 치매에 관해서는 어떻게 이렇게까지 모를 수 있을까?

끝이 보이지 않는 병

현재 치매를 고칠 수 있는 약은 없다? 물론 그렇다. 그렇지만 간병인을 가장 힘들게 하는 치매 환자의 분노를 억제하는 약은 존재한다(치매 환자를 간병할 때 가장 곤란한 것은 기억 상실이 아니라, 시도 때도 없이 폭발하는 분노이다).

간병이 언제 끝날지 모른다? 이 문제 역시 사실이다. 치매 환자의 간병 기간은 평균 6~7년이다. 물론 길어지면 10년을 넘는 경우도 있다. 다만 폭언, 폭력, 망상, 배회 등 간병하기 가장 힘든 증상은 길어야 1~2년 정도 지속된다.

치매 환자의 간병에는 돈이 많이 든다? 이 역시 부인할 수 없는 사실이다. 그러나 국가의 간병 보험 제도가 있어 데이서비스나 단기 스테이 등의 돌봄서비스의 이용료 전액을 본인이 부담하지 않아도 된다. 그리고 간병 서비스의 이용료가 일정 상한 금액을 초과하는 경우, 환급이 가능한 제도(고액 간병 서비스)도 이용할 수 있다. 이러한 제도를 잘 활용하여 직장을 그만두지 않고도 간병 생활을 이어가는 간병 가족이 늘어가고 있다.

"현실이 이럴진대 치매 간병이 그토록 두려운 이유는 뭡니까?" 라고 반문했다.

"그러니까 선생님, 이렇게 중요한 일을 어째서 더 빨리 알려주시지 않은 겁니까?" 라고 편집자가 대답했다.

요즘 들어 이런 말을 듣는 경우가 늘고 있다. 그래서 나는 이 책을 쓰기로 마음먹었다. 세상에는 아직도 치매에 관해 놀라울 정도로 모르는 사람이 많기 때문이다.

쉬운 예로 보통 사람들은 치매라고 하면 건망증 때문에 힘들 것이라고 생각하지만, 우리 병원에 오는 환자나 가족 중에 '건망증을 고쳐주세요'라며 찾아오는 경우는 거의 없다. 건망증은 중요한 문제가 아니다. 치매 환자나 가족이 찾아오는 진짜 이유는 치매에 걸리면 어떻게 되는지, 어떻게 해야 좋을지를 알고 싶어서이다.

초고령화가 진행 중인 일본에서는 '내가 치매에 걸릴 수 있다'는 공포나 '부모님이 치매에 걸리면 어떻게 해야 하는가' 하는 두려움에서 누구도 자유로울 수 없다. 후생노동성은 2025년에는 65세 이상 노인의 5명 중 1명이 치매에 걸릴 것으로 보고 있다. 또한 도쿄 건강장수의료센터 연구소의 조사에서는 현재 90대 인구의 6할이, 100세 이상 노인의 6~7할이 치매 환자로 알려져 있다. 그래서 더 많은 사람이 치매가 어떻게 진행되는지, 그리고 어디까지 가는지를 알 필요가 있다.

놀랍게도 현재 치매 환자의 간병을 맡고 있는 당사자 중에도 치매가 어떻게 진행되는지 알지 못하는 경우가 적지 않다. 그러나 이것이야말로 '모래에 고개만 파묻는 심정'으로 알고 싶지 않은 일에서 눈을 돌리는 어리석은 행동이다.

치매가 어떤 병인지 알고 있으면, 자신을 도둑으로 모는 시어머니의 행동 때문에 마음의 상처를 입었던 부인처럼 필요 이상으로 치매 환자를 원망하고 미워하지 않을 수 있다.

그 여성을 만난 후 나는 가족 중에 간병을 담당하고 있는 사람을 보면 환자로부터 반드시 '네가 내 돈을 훔쳐갔지!'라는 말을 듣게 될 것이라고 경고한다. 그러면 어떻게 될까? 얼마 지나지 않아 치매 환자와 함께 병원을 방문한 간병인으로부터 '선생님, 정말 그런 말을 들었어요. 제가 돈을 훔쳤다고요.' 라는 웃음

섞인 대답을 듣곤 한다. 기다리던 한방이 드디어 올 것이 왔구나! 짜잔! 하며 속이 시원해지기 때문이겠지.

스스로 옷을 입지 못하게 되거나, 귀소 본능 때문에 자꾸만 집을 나섰다가 길을 잃는 등 그 나름의 심각한 치매 증상이 나타나더라도, 사전에 '어떤 것이 온다!'는 사실만 미리 알고 있다면 막상 닥쳤을 때 웃을 수 있다. 그렇다, 웃을 수 있다면 간병도 불가능하지만은 않다.

치매가 어떻게 진행되는지 알고 있다면, 환자가 심각한 증상을 보이더라도 여유를 가지고 대처할 수 있다. 때로는 어처구니가 없어 웃음도 난다. 웃음은 삭막해지기 쉬운 마음을 지켜주는 방패이다.

우선은 치매 환자보다 간병인의 심신부터 챙겨야 한다. 가족 중에 치매 환자가 발생하는 순간, 이 사실부터 떠올려 보자. 강연회에서 이렇게 말하면 '환자보다 가족이 우선이라구요? 환자에 대해 너무한 것 아닙니까?'라는 비난을 받기도 한다. 어쩌면 그럴지도 모른다. 그러나 나도 모르게 치매 환자보다 간병하는 가족에게 마음이 쓰인다. 왜냐하면 나 역시 치매 할아버지와 함께 살았던 간병 가족이기 때문이다.

간병인의 마음 돌봄이 먼저, 그 다음이 치매 환자 돌봄이다

내 할아버지도 치매를 앓았다. 할아버지는 주판의 달인으로 상당히 출세한 은행원이셨다. 당시 은행에 갓 들어온 신입 행원은 누구나 할아버지의 주산 수업을 들어야만 했다. 그만큼 유능하고 잘 나가는 인재였다.

그러나 정년퇴직 후 할머니가 지주막하출혈로 돌아가시고 난 뒤 할아버지는 조금씩 이상해지셨다. 식사를 이상하리만큼 많이 드시는가 하면, 방금 전에 식사를 하신 것조차 잊어버리셨다. 할아버지가 목욕을 한 욕조에는 휴지가 둥둥 떠다녔다. 엉덩이에 휴지를 붙이신 채로 탕 안에 들어가시기 때문이었다. 때로는 탕에 변이 떠있기도 했다.

당시 우리집에는 68세의 할아버지와 40세의 아버지, 38세의 어머니와 14살의 누나, 그리고 10살의 내가 함께 살고 있었다. 직장 일로 바쁜 아버지를 대신해서 할아버지의 간병을 홀로 책임진 사람은 어머니였다. 당시에는 데이서비스나 단기 스테이 등의 환자 돌봄서비스가 없었기 때문에 어머니의 스트레스는 상당했을 것이다. 그때문이었을까 당시 부모님은 자주 다투셨다.

점차 우리 가족은 삐걱거리기 시작했다. 편찮으신 할아버지

때문에 가족 여행은 불가능해졌고, 날로 무거워지는 집안 분위기 탓에 나는 할아버지와 함께 사는 것이 지겨워졌다. 마침내 우리 가족에게서 웃음이 사라졌다.

"아무도 내게 신경 쓰지 않아"

어느날 할아버지가 읊조리듯 말씀하신 혼잣말을 나는 지금도 잊을 수가 없다. 아버지는 한창 일로 바쁘실 때였고, 누나와 나는 성장기였다. 그런 남편과 자식들의 시중을 들며 홀로 할아버지의 간병을 전담했던 어머니는 너무 바빴다. 24시간 눈을 떼지 않고 치매 노인을 돌보는 것은 애당초 불가능했다. 같은 집에 살고는 있지만 외톨이나 다름없던 할아버지가 얼마나 외로우셨을까.

치매가 발병하고 6년쯤 지나 할아버지는 돌아가셨다. 어떤 원인이 있었던 것은 아니었지만, 생명이란 초가 녹아 사라지듯 그렇게 생을 마치셨다.

할아버지가 돌아가신 후에야 나는 크게 후회했다.

'할아버지께 더 해드릴 일이 없었을까? 더 신경 써드렸으면 좋았을 텐데.'

그런 후회가 가슴에 남아 마침내 치매 전문의가 되었다.

치매 환자였던 할아버지 덕분에 나는 의사가 될 수 있었다.

치매 환자의 가족이었던 내가 몸으로 체득한 중요한 사실은 간병인의 마음과 생활에 여유가 없으면 환자를 웃게 할 수 없다는 것이다. 인권의식이 강해진 요즘은 간병의 세계에도 환자에 대한 배려라는 측면에서 '환자우선주의'가 널리 퍼지고 있지만, 나는 그런 유행이 싫다. 환자를 지켜주는 사람에게 여유가 없으면 결국 환자도 행복해질 수 없기 때문이다.

우선은 간병인이 심신을 지킬 수 있는 여유를 가져야 한다. 환자를 생각하는 것은 그다음이다. 이 순서를 뒤바꿔서는 안 된다.

치매 환자의 가족도 매일 웃을 수 있다. 쉴 수도 있고, 직장에 다닐 수도 있고, 놀러 갈 수도 있다. 아니, 환자를 위해서라도 반드시 그렇게 해야만 한다.

치매에 걸린 가족을 미워하지 않을 준비

나는 치매 환자와 가족들이 간병과 일상을 조화롭게 살아갈 수 있도록 이 책을 쓴다. 치매 환자의 간병은 무척 고된 일이다. 그러나 미리 알고 있다면 겪지 않아도 될 고생을 피할 수도 있다. 이런 일에 대한 지식을 사전에 알 수만 있어도 치매에 걸린 소중한 여러분의 가족을 간병에 지쳐 미워하지 않을 수 있다. 그리하여 마지막 순간에 웃으며 보낼 수 있게 될 것이다.

필요할 때 힘을 빼는 방법을 알고 있다면 언젠가 소중한 가족이 치매에 걸리는 날이 오더라도 '오늘은 햇볕이 따뜻한 게 치매 걸리기 좋은 날이네'라며 농담을 주고받을 수 있을지도 모른다. 이 책에 쓰여 있는 별거 아닌 지식을 준비해 둔다면 틀림없이 그런 날이 올 것이다.

이 책에서는 치매의 진행 단계를 '봄' '여름' '가을' '겨울' 4장으로 나누고, 각 계절 즉 단계마다 환자에게 어떤 증상이 나타나는지 자세히 묘사했다. 각 장에는 내가 지금까지 의료 현장에서 만났던 많은 환자와 가족들을 가명으로 소개하고 있다. 그러나 여러분은 곧 알아챌 것이다. 이 이야기는 당신과 치매에 걸린 당신의 소중한 가족 이야기일 수도 있다는 사실을.

지금부터 당신과 당신의 가족 이야기를 시작하려 한다.
다들 마음의 준비를 단단히 하시기를.

2021년 4월 하세가와 요시야

첫
번
째
계
절

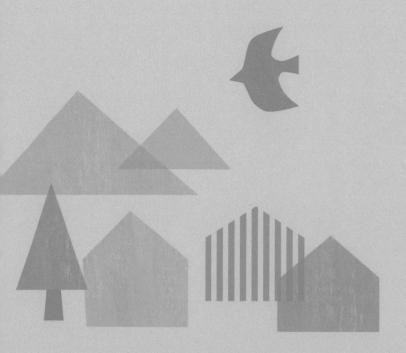

조금 이상한 봄 : 치매 예비군

"빨리 빨리 좀 가자구!!!"

"조금만 기다려줘요"

나이가 들어 그런지 고집이 세지고 자주 화를 낸다.

운전할 때 실수가 잦고 기억이 잘 안 나기도 한다.

봄이 되면 풀과 나무에 새싹이 돋아나듯 치매의 싹이 슬며시 트고 있다.

시작은 '조금 이상한데?'에서부터

● ● ● ● ●

A씨(80대)가 우리 병원을 처음 찾아온 것은 아직 쌀쌀한 기운이 남아있던 초봄이었다.

"어제는 냉장고에 틀니를, 그 전날은 전자레인지에 초밥을 넣어두셨지 뭐예요."

불안한 시선으로 사방을 두리번거리는 A씨의 옆에서 역시 잔뜩 긴장한 표정의 따님이 입을 열었다. '그렇군, 어제는 냉장고에 틀니였구나.' 나는 속으로 중얼거렸다. 이렇게 말하면 어떤 이는 불경스럽다며 미간을 찌푸릴지 모르겠지만, 치매 전문병원에서 일하다 보면 매일매일이 '세상에 이런 일이'의 연속이다.

나의 할아버지도 그러셨지만, 치매 환자는 가끔 상상도 못할 특이한 행동을 하곤 한다. 어떤 이는 칫솔을 빗으로 착각해 머리를 빗기도 하고, 또 어떤 이는 초록 잎이 무성한 대나무를 죽순이라고 우기며 찜기에 넣기도 한다. 스웨터를 바지로 착각해 다리를 꿰어보려다 넘어지는 환자도 있다. 코미디 프로의 꽁트였다면 웃어넘기겠지만, 현실에서 이런 일이 반복되다 보면 누구도 웃을 수만은 없다.

A씨의 따님도 걱정스럽게 말을 이었다.

"…저희 어머니가 치매에 걸린 걸까요?"

나는 불안에 휩싸인 따님에게 말했다.

"일단 MMSE(mini mental state examination)검사를 받아보시죠. 널리 통용되는 치매 검사입니다."

MMSE검사란 치매에 걸리면 감소하는 기억력, 계산력, 언어능력, 현재의 날짜나 지금 내가 어디에 있는가를 이해하는 능력 등이 얼마나 떨어져 있는가를 11가지 질문으로 알아보는 검사이다. TV에 나오는 정보 관련 프로그램에서도 자주 다뤄지기 때문에 최근들어 이 검사에 대해 아는 사람들도 늘고 있다.

아마 A씨도 이 검사에 대해 알고 있던 듯했다. 적극적으로 검사에 임하며 '내가 절대 치매에 걸렸을 리 없어'라는 것을 증명하고 싶어하는 의지가 은연중에 전해져 왔다.

"100에서 7을 빼면 얼마죠?"

내가 물으니 불끈 쥔 주먹에 잔뜩 힘을 주며 대답했다.

"93!"

"거기서 또 7을 빼면요?"

"… 86!"

A씨는 대답했다.

이런 질의응답을 5번쯤 반복한다. 일반적으로 치매가 시작되면 5회 연속으로 정답을 맞히는 것은 어려워진다. 그러나 A씨는 5번 모두 성공했다. 이어지는 질문에도 씩씩하게 대답하며 30점 만점에 28점이라는 높은 점수를 얻었다. 그 모습을 옆에서 지켜보던 따님은

"평소에는 지금처럼 또렷하지 않으신데…"라며 쓴웃음을 지었다.

이처럼 조금 이상해졌다며 가족과 함께 병원을 방문하는 환자 중에는 MMSE검사를 어려움 없이 통과하는 분도 있다. 그런 경우에는 뇌의 전두엽 기능을 검사하는 'FAB(Frontal Assessment Battery)검사'를 받도록 권한다. MMSE검사로는 알아낼 수 없는 매우 초기의 치매 증상을 알아보기 위해서이다. 이러한 검사의 결과와 뇌 CT영상을 비교분석하여 내가 A씨에게 내린 진단은 '경도인지장애'였다.

경도인지장애(MCI:Mild Cognitive Impairment)란 치매의 바로 전 단계를 말한다. 일상생활에 지장을 줄 정도는 아니지만 인지기능이 떨어지기 시작한 상태이다. 경도인지장애 환자의 40%는 이 상태에서 멈추지만, 그냥 두면 5년 이내에 50%의 환자가 치매로 진행된다는 보고가 있다. 이 때문에 경도인지장애 환자를 '치

매 예비군'이라고 부르기도 한다.

65세 이상의 경도인지장애 환자의 수는 일본에서만 약 400만 명이다. 노인 6명 중의 1명꼴로, 꽤 높은 비율이다. 그러나 내가 의료 현장에서 피부로 느끼는 바로는 더 빈번하지 않을까 한다. 그 정도로 경도인지장애는 고령자에게 흔히 나타나는 편이다.

경도인지장애 환자의 특징을 한마디로 말하자면 '조금 이상하다'이다. '매우 이상한' 것이 아니라는 점이 포인트이다. 이 단계의 환자는 평소처럼 일을 하거나 가사를 돌볼 수 있고, 어려운 책이나 신문을 읽는 것도 가능하다. 익숙한 사람이라면 컴퓨터나 핸드폰의 조작도 가뿐히 할 수 있다. 그러나 가족들이 볼 때, '어라? 좀 이상한데?'라고 생각되는 일들이 늘어난다. A씨처럼 냉장고나 전자레인지에 엉뚱한 물건을 넣어두고 깜박하는 것도 '어라?'의 한 가지 예이다.

그런 시기를 흘려보내다가 어느 순간이 되면 가족 대부분이 '왜 그때 이상하다는 것을 눈치채지 못했을까…'하며 후회하게 된다. 이때가 바로 경도인지장애의 시기이다. 왜냐하면 치매는 현재 고칠 수 없는 병으로 알려져 있지만, 경도인지장애의 단계에서 약물치료나 뇌의 재활치료를 병행하면 치매로 발전하는 것을 막을 수 있기 때문이다.

진상 손님이 되었다

●●●●●

B씨는 70대 남성으로 이전에는 농협에서 근무했다고 한다. 얼마 전에 경도인지장애 진단을 받고, 현재는 경과를 관찰하기 위해 내원하고 있다. 사실, B씨처럼 경도인지장애 단계에서 진단을 받고 병원에 다니는 경우는 매우 드물다.

앞에서 말했듯이 이 단계의 환자는 일상생활에 별문제가 없다. 그 때문에 대부분의 가족이 가볍게 나타나는 '치매의 전조증상'을 눈치채지 못한다. 치매의 전조증상 중 하나가 이른바 '기억력 감소'이다. 사물의 이름을 잊어버린다거나 대화 도중에 무슨 얘기를 하려 했는지 까먹거나 물건을 사러 가서 무엇을 사러 왔는지 잊은 채 돌아오는 일들이 점점 늘어난다. 또는 물건을 둔 곳을 자주 깜박하거나 안경 따위를 어디에 뒀는지 기억하지 못해 자주 헤매게 된다. 평소라면 서랍에 넣어두었을 빨랫감을 엉뚱한 곳에 두기도 한다. 앞에서 이야기한 A씨의 일화처럼 냉장고에 틀니를 넣는 것도 기억력 감소 때문에 일어나는 일이다.

이런 일들을 종합해 보면 틀림없이 이상 증상이라는 사실을 알 수 있지만, 그러한 일들이 하나둘, 띄엄띄엄 생기다보면 대부분의 사람은 '응? 좀 이상하지만, 그럴 수도 있지 뭐.'라며 넘어가 버린다. 그렇게 놓치기 쉬운 시기가 바로 경도인지장애 단계이다.

B씨의 경우는 달랐다. 늘 곁에 있던 부인이 이 전조증상을 알아챘다.

"요즘 들어 남편이 좀 이상해졌어요. 원래는 조용하고 잘 웃는 사람이었는데, 요즘엔 자주 초조해하고 어떤 때는 큰소리로 화를 내기도 해요. 혹시 뇌에 무슨 이상이 생긴 것은 아닐까요?"

초진에 남편을 따라온 부인이 이렇게 말했다.

"그렇군요. 혹시 남편분이 전부터 성격이 급한 편이셨습니까?"

내가 묻자, 부인은 다음과 같이 말하기 시작했다.

"그러고보니… 같이 물건을 사러 가서 기다리지 못하고 빨리 하라며 화를 내는 일이 잦아졌어요. 슈퍼에 같이 가도 생선이나 채소를 고르는 중인데 먼저 계산대로 가버리기도 하구요."

여행을 가도 본인이 보고 싶은 곳을 획 둘러보고서 혼자 다른 곳으로 가버리거나, '좀 기다려 줘요. 천천히 보면서 가도 되잖아요.'라고 해도 '이제 됐어. 어서 가자고!'라며 기다려 주지 않는다고도 했다.

"지난번에는 오랜만에 동생 부부가 놀러 와서 집 근처로 외식을 하러 갔는데… 남편이 음식을 다 먹고 나더니 '가자!'면서 혼자 먼저 일어나 집으로 가려고 했어요. 그때는 정말 참을 수가 없어서 '아직 다들 식사 중이잖아요. 좀 기다려요!'라며 화를 내고 말았답니다."

라며 부인은 한탄했다.

'역시 그랬구나…' 나는 생각했다.

경도인지장애가 생기면 이성이나 판단을 담당하는 뇌의 전두엽 기능이 떨어진다. 그 때문에 B씨처럼 충동을 억제하지 못하고 본인이 원하는 대로만 행동하거나, 생각대로 되지 않으면 불안하고 초조해져서 화를 내는 경우가 늘어난다. 실제로 검사를 해본 결과, B씨는 역시 경도인지장애 단계였다.

성격이 급해지거나 초조해하며 화를 내는 것이 치매의 전조 증상이라는 것을 눈치채는 사람은 거의 없다. 기껏해야 '나이가 들어 고집이 세지셨네.'라고 생각하는 게 보통이다. 대부분이 그렇게 치매의 초기 시작 단계를 지나쳐 버린다.

그러나 B씨의 부인은 남편의 '조금 이상한 행동들'을 '치매나 뇌의 문제일지 모른다'고 의심했다. 그리하여 경도인지장애 단계에서 치료를 시작할 수 있었다. 정말 대단한 부인이다. 칭찬이 아깝지 않다!

"매우 잘 하셨습니다, 부인!"

다행스럽게도 내가 일하고 있는 토키시에서도 치매 전조증상 단계에서 진단을 받으러 오는 환자가 해마다 조금씩 늘고 있다. '지방 강연 등을 통해 적극적으로 경도인지장애에 대한 정보를 알려온 덕분이 아닐까?'라며 내심 뿌듯해하는데, 과연 그 때문일는지.

몰라, 나는 들은 적 없어!

●●●●●

어느날 지방의 신용금고 관계자에게 강연을 부탁받은 적이 있다. 이 강연회의 주제 역시 치매에 관한 것이었다. 물론 경도인지장애에 대한 이야기도 했다.

"경도인지장애가 생기면 성격이 조급해지는군요. 그럼 그 손님도 그랬던 걸까요?"

강연회가 끝난 후 한 신용금고의 관계자가 이렇게 물어왔다.

"어떤 손님이었죠?"

나는 되물었다.

"실은 은행 창구에서 고함을 치는 노인들이 정말 많습니다. '대체 고객인 나를 언제까지 기다리게 할 셈이냐!'라면서요. 그럴 때마다 참 곤란합니다."

그는 양미간을 찌푸리며 쓴웃음을 지었다.

"아, 그렇다면 그분은 아마 경도인지장애 상태일 겁니다. 원래부터 화를 잘 내는 성격이라면 다른 이야기이겠지만, 고령자가 되고 나서부터 '기다리지 못하게 되는 것'은 전두엽의 기능이 저하되기 때문이죠."

라고 위로할 수밖에 없죠.

"몰라!', '들은 적 없어!"

은행 창구에서 '그런 일은 몰라!', '난 들은 적이 없어!'라고 고함치는 노인들이 많다고 한다.

"인감을 가지고 오셔야 한다고 말씀드렸는데, 은행에 오신후에 '몰라, 난 들은 적이 없어!'라며 화를 내시는 어르신이 많습니다."

라고 은행 관계자는 말했다. 실제로 '몰라!', '들은 적이 없어!'

는 경도인지장애 환자가 곧잘 하는 말 중의 하나이다. '분명히 말씀드렸는데요', '가지고 오시기로 약속하셨잖습니까'라며 아무리 설명해도, 경도인지장애 증상 중의 하나인 기억 상실로 인해 들었다는 사실을 기억하지 못한다. 그래서 '몰라', '들은 적이 없어!'라며 화를 내기 쉽다.

은행 창구는 말할 것도 없이 여기저기에서 진상 노인 손님이 늘어났다는 얘기가 심심찮게 들려온다. 나는 그런 손님 중에 많은 수가 경도인지장애 환자일 가능성이 높다고 본다. 행동이나 감정의 자제가 힘들어지는 것 역시 치매의 전조증상 중 하나이기 때문이다.

줄을 서지 않고 새치기를 해서 주위의 빈축을 사는 노인 역시 이와 같은 경우이다. 노인이라고는 했지만, 경도인지장애에 의한 전두엽의 쇠퇴는 빠르면 50대를 갓 지났을 때부터 발견되기도 한다. 정년퇴직을 앞두고 현역에서 활동하는 부모님이 '여태껏 새치기라고는 해본 적이 없던 분인데… 어떻게 이런 짓을?'이라며 흠칫 놀랄 만한 일을 하신다면, 부모님을 모시고 뇌신경 내과 등을 방문해 보기를 권한다.

전두엽의 쇠퇴로 인해 이성으로 감정을 억제하기 힘들어져 '들은 적도 없는데 내가 잘못한 것처럼 몰다니!'라며 역정을 내게 된다. 그런 불쾌함을 감추지 못하고 '노인네라고 무시하는 거야!'라고 고함치는 환자가 있는가 하면, '친절하고 정중하게 모시니 안심하고 오라며 팸플릿에만 써놓고는 설명도 안 해주고 책임만 전가하다니. 사기꾼들!'이라며 오랜 사회생활 동안에 익힌 고도의 이론을 무기로 펄펄 뛰는 노인도 있다.

가족들은 '요즘 들어 화를 잘 내기는 하지만, 기업이념 등의 어려운 말을 여전히 잘 하실 정도니까 치매는 아닐 거야'라며 넘어간다. 이런 식으로 '요즘 들어 화를 잘 낸다'라는 전조증상은 무시되기 쉽다.

부모 자식 간의 절연, 황혼이혼의 원인이 되기도

· · · · ·

'난 몰라!', '들은 적 없어!', '내가 틀릴 리가 없잖아!'

부모님께서 이런 말을 빈번하게 입에 올리기 시작하면 가족들 간의 다툼도 잦아진다.

공무원이었던 C씨(70대, 남성)와 자식 간에도 싸움이 끊이지 않는다고 했다.

"일전에 '집도 너무 낡았고 부모님 건강도 안 좋아지셨으니까, 문턱이 없는 집으로 개조하는 게 좋겠어요.'라고 말씀드렸더니, 아버지가 '시끄러워. 그럴 필요 없어!'라며 역정을 내셨어요."

C씨와 같이 온 아드님은 그때를 회상하며 한숨을 내쉬었다.

"기껏 아버지를 생각해서 이것저것 제안을 해도 듣자마자 화를 내시니… 도대체 영문을 모르겠습니다. 그런 일들이 반복되다 보니 아버지를 만나면 늘 싸우고 말아요. 그래서 본가에 가는 걸 그만두게 됐습니다."

실제로 경도인지장애 환자가 있는 가족의 경우, C씨처럼 부모 자식이 연을 끊을 위기에 있거나, 이미 왕래를 하고 있지 않은 경우를 쉽게 찾아볼 수 있다. 앞서 말했듯이 경도인지장애 환자의 경우, 화를 참기가 어렵다. 특히 논리적인 반박을 들으면 더 화를 낸다. 왜냐하면 경도인지장애 증상이 나타나면 논리적으로 생각하기가 힘들어져 '이러이러한 이유로…'라는 설명을 들어도 이해하기 힘들다. 이해가 되지 않기 때문에 초조해지고,

'시끄러워!'라며 화를 내게 된다. 이 시기의 환자에게 논리적으로 설명하는 것은 도리어 화를 북돋우는 일이다.

특히 설명하는 주체가 자식이나 가족인 경우에는 논리적으로 설득하려는 경향이 강해지기 때문에 환자와 충돌하기 쉽다. 그러나 가족의 입장에서 본다면 '다 부모님을 위해서 하는 얘기인데 왜 화를 내시는 걸까?'라며 서운해지기 마련이다. 진심으로 부모님을 생각해서 어렵게 꺼낸 말이 거부당하면 누구나 마음에 상처를 입는다. 이런 식으로 본가에서 멀어지고 부모님과의 연을 끊는 경우를 흔히 본다.

어째서 부모와 자식 간의 다툼이 그런 지경까지 이르게 되는 것일까?

그 원인 중에 하나는 자식이 부모를 '정상'으로 여기기 때문이다. 자신의 부모님이 경도인지장애 환자라는 사실을 안다면 '병 때문에 내가 말하는 것을 이해하지 못하고 화를 내시는 거구나.'라고 이해할 수 있다. 그러나 이 사실을 모르고, '잘 설득하면 알아들으실 거야'라고 생각하고 행동한다면 다툼이 생길 수밖에 없다.

서로의 오해는 작은 언쟁에서부터 생기지만, 부모님이 경도인지장애 환자라는 것을 모르면 오해는 더욱더 깊어질 수밖에 없다. 이 같은 일들은 부모와 자식뿐 아니라 부부 사이에서도 일어난다. '걱정돼서 말했을 뿐인데, 남편은 전혀 들으려고 하지 않아요.' 이런 일들이 쌓여간다. 황혼이혼이 늘어나는 데는 경도인지장애의 영향이 적지 않다. 치매 환자를 다루는 의료인으로서의 견해이다.

다행스럽게도 C씨의 경우에는 부인이 남편에게서 '이상한 점'을 발견하여 일찍 병원에 방문할 수 있었다. 진단은 역시 경도인지장애였다.

"화를 자주 내신 것은 병 때문이었습니다."

이 말은 들은 아들은 아버지의 화를 전보다 너그럽게 받아들일 수 있게 됐다고 한다. 병 때문이란 것을 알더라도 간호하다 보면 한계에 부딪힐 수밖에 없다. 어쩔 수 없는 일이다. 사람이기 때문에 당연하다.

자동차 여기저기에 쿵쿵 자국이

．●●●●●

C씨의 부인이 눈치챈 또 다른 이상한 점이 있었다.

"주차하며 차를 긁은 적이 몇 번 있어요."

"찻길에서 느릿느릿 운전할 때도 있구요."

"중앙선을 넘나들며 운전했다니까요."

"위험하니까 운전은 이제 그만두라고 남편에게 몇 번이나 말해도, '내가 그렇게 운전했을 리가 없어!'라며 듣지 않아요."라고 부인은 말했다.

'이대로 계속 운전하다가 사람을 치기라도 한다면…' 하는 생각에 몹시 걱정하던 부인이 억지로 남편을 끌고 병원에 온 것이다.

이렇게 '전보다 운전이 서툴러졌다'라는 것도 경도인지장애의 신호이다. 순간적인 판단력이 있어야 하는 능력이 떨어져서 '어느 쪽이지?'하고 망설이게 되는 일이 늘어난다. 망설이는 동안 브레이크와 액셀러레이터를 잘못 밟거나 고속도로의 진입로를 잘못 들어가 역주행을 하게 된다. 순간의 잘못된 판단으로 고령자가 큰 사고를 일으켰다는 뉴스는 너무 많아서 일일이 셀 수도 없을 지경이다.

최근에는 이런 사고를 줄이기 위해 75세 이상의 고령자는 운전면허를 갱신할 때 인지기능 검사를 받게 되어 있다. 검사 결과 인지기능이 현저히 떨어진 것이 발견되면 의사의 진단을 거쳐 면허를 취소해야만 한다. 그러나 검사 대상자가 경도인지장애 환자라면 다른 문제가 발생한다. 치매 환자처럼 뇌기능이 확연히 떨어진 상태가 아니라서 면허갱신 검사를 무사히 통과할 수도 있기 때문이다.

C씨도 2년 전에 받은 운전면허 인지기능 검사를 무사히 통과했다. 그 때문에 본인은 '나라에서 인정을 받았기 때문에 운전을 해도 괜찮다'고 여겼다. 아무리 부인이 '사고가 난 후에는 늦으니 이제 그만 면허를 반납해요.'라고 말해도, '그럴 필요 없어!'라며 고집을 피웠다. 이렇게 부부는 '반납하자' '안 해!'라며 늘 다투고 있다고 했다.

나는 "다음번에 오실 때는 C씨가 타고 다니는 승용차의 사진을 찍어오십시오."라고 부탁드렸다. 그리고 다음 날, 부인이 찍어온 사진을 보았다. 예상대로 차의 여기저기에 긁히거나 움푹 들어간 자국이 있었다. 경도인지장애 환자는 자신도 모르는 사이 차를 쿵쿵 박고 다닌다. 어떤 환자의 경우에는 자동차의 사진을 찍으려던 가족이 심각하게 손상된 차를 보고 크게 놀란 적도 있었다.

"아버지! 어디에 부딪히신 거예요?"

"몰라."

"모르다뇨. 이렇게 심하게 차가 부서졌는데 어떻게 모르실 수가 있어요?"라며 가족들은 크게 당황했다.

그러나 정작 환자 본인은 나와는 상관없는 일이라는 듯한 표정을 지었다. 시치미를 떼는 것이 아니라 차를 어딘가에 부딪힌 사실조차 기억하지 못하기 때문이다. 차가 크게 망가질 정도로 충돌하고도 기억하지 못할 정도라면, 어딘가에서 사람을 치고 올 가능성도 크다. 따라서 50세가 넘은 뒤에 운전 중에 차를 무심코 긁고 다니거나, 주위 사람으로부터 '주의해서 운전하라'는 말을 종종 듣게 되었다면 더이상 운전을 해서는 안 된다.

나는 C씨에게 사진을 보여드리며 말했다.

"검사 결과 뇌의 순간적인 판단력도 저하된 상태이고, 차 여기저기에 부딪힌 자국도 많습니다. 큰 사고가 나기 전에 운전을 그만두는 편이 어떨까요?"라고 권유했다.

그제서야 C씨는 체념했다.

"알겠습니다. 운전을 그만두겠습니다."라고 얼마 후 운전면허증을 반납했다.

　가족에게는 어리광을 부리듯이 '싫어. 반납하지 않을 거야!'라며 고집을 부리던 환자도 의사의 말에는 순순히 포기하는 경우가 많다. 그러므로 가족끼리만 해결하려고 괜한 힘을 빼지 말고 의사와 상의하여 환자와 함께 대화해 보는 것도 좋은 방법이다.

　만약에 의사와의 상담 후에도 운전을 그만두지 않겠다고 고집을 부린다면 가족이 공안위원회에 신고서를 내야 한다. 일본의 도로교통법 103조에 따라 위원회가 환자 본인에게 청취 등을 실시한 뒤에 타당하다고 여겨지면 면허를 강제로 취소할 수 있는 제도이다. 거주하고 있는 지방의 관할 경찰서 내 '안전운전 상담창구'에서 자세한 상담을 받을 수 있으니, 곤란할 때는 반드시 찾아가 보자.

사기를 당하기 쉬워진다

‘경찰’이란 소리를 들으면 누구나 움찔하기 마련이다. 그러나 유감스럽게도 가족 중에 경도인지장애 환자가 있으면 경찰의 신세를 지는 일이 종종 생기곤 한다. 환자가 사기를 당하는 일이 늘어나기 때문이다.

‘엄마, 난데…’라며 시작되는 사기가 그 대표적인 예이다. 부모님께 전화를 걸어 사고를 당했다며 돈을 요구하는 전형적인 사기 수법인데, 나는 이 사기에 잘 걸려드는 것도 경도인지장애의 징후일 가능성이 높다고 본다. 왜냐하면 경도인지장애 때문에 인지기능이 떨어지는 것은 50대 이후로, 그보다 젊은 사람이 이 사기에 걸려들었다는 이야기를 들어본 적이 없기 때문이다.

정상적인 사고가 가능한 사람이라면 통화를 하는 중에 ‘말하는 상대가 어딘가 이상한데?’라는 점을 눈치채기 마련이다. 그러나 논리적으로 생각하는 것이 힘들어진 경도인지장애 환자라면 상대방의 대화가 어딘가 이상하다는 것을 알아차리지 못한다. 논리적으로 판단하기 이전에 상대의 설명을 듣는 것만으로 패닉 상태에 빠지기 때문이다.

사기꾼 역시 환자의 이러한 특성을 잘 알고 있으므로 상대의 혼란에 박차를 가하듯이 일부러 더 빠르고 강한 어조로 몰아붙인다. 그 와중에도 '사고', '큰 문제', '체포', '지금 당장 돈이 필요하다', '80만 엔'이라는 섬뜩한 단어들은 인상에 남도록 천천히 말한다. 사기꾼에게 이러한 기술은 매우 일반적이다.

이렇게 되면 경도인지장애 환자는 불안하고 초조해지며 냉정하게 판단하는 것이 점점 더 불가능해져서 서둘러 돈을 이체하고 만다.

또한 논리적으로 생각하는 것이 힘들어진 경도인지장애 환자는 필요 없는 상품의 강매 같은 수법에도 당하기 쉽다. "사주세요"라며 반복해서 몰리다 보면, "이거 참 곤란한데, 그냥 사주지 뭐."라며 항복해 버린다.

지방 소도시에서 자주 볼 수 있는 비슷한 판매 수법으로 '게' 등의 신선 식품을 멋대로 보낸 후에 결제를 요구하는 '강제 택배 사기'나 필요도 없는데 고액의 수선을 권하는 '리폼 사기', '귀금속 방문 매수 사기' 등도 있다.

이런 이야기를 강연에서 이런 이야기를 한 후에 "앞으로는 모르는 사람이나 수상한 사람을 조심하겠습니다."라고 말하는 분들이 많아졌다. 그러나 솔직히 그보다 더 조심하고 피해야 하는 사람이 있다. 그들은 바로 '잘 아는 사람', '수상하지 않은 사람'이다.

우리 병원의 환자 중에 가장 고액의 사기 피해를 본 N씨(80대, 여성, 경도인지장애)는 평소 잘 알고 지내던 지인에게 500만 엔이라는 거금을 사기당했다. 평소 다니던 절의 스님에게 말이다. 그녀는 평소 다니던 절의 주지 스님에게 시주를 부탁받아 돈을 건네고 말았다. '기부란 본인의 자유의사로 건넨 것이니 사기라고는 할 수 없지 않습니까?'라고 생각하는 사람도 있을 것이다. 그러나 N씨의 경우는 일반적인 기부와는 달랐다.

사실 N씨의 가족은 전부터 주지스님이 좀 수상쩍다고 느끼고 있었다. 그래서 평소에도 스님과 N씨 둘만 만나게 놔두는 것을 피해 왔다고 했다. 대화를 할 때 가족 중 누군가가 반드시 같이 있도록 주의해 왔다.

그러던 어느 날, 주지 스님이 "오늘은 어머니(N씨)에게만 드릴 말씀이 있으니 자리를 피해달라"고 강하게 요구했다. 그래서 하는 수 없이 자리를 뜰 수밖에 없었다. 그 사이에 스님에게 끈질기게 설득당한 N씨가 다음 날 가족들 몰래 기부금을 건네고 말았다.

'경도인지장애 환자인 N씨를 구슬리는 것은 식은 죽 먹기라고 여긴 주지승이 일부러 가족을 내보내고 둘만 따로 얘기를 진행한 걸 거야.'라는 의심이 강하게 드는 것은 나만의 오해일까?

들다 보면 몹시 화가 나는 얘기지만, N씨의 경우처럼 오래 알고 지낸 사이거나 믿을 수밖에 없는 입장을 이용해서 판단력이 떨어진 고령자의 등을 처먹으려는 사람이 있다. 은행, 증권회사, 우체국의 직원 등등도 예외는 없다. 얼핏 보면 믿을 수밖에 없는 사람 중에 이런 나쁜 의도를 가진 사람들이 있기 마련이므로 환자의 가족은 특히 주의를 기울여야 한다.

경도인지장애 시기는 스스로 은행에서 돈을 찾거나 계약서에 찍을 도장을 관리할 수 있기 때문에 사기를 당하기에 적당한 때이기도 하다(증상이 계속되어 치매가 발생하면 이런 일을 할 수 없게 되므로, 오히려 사기를 당하는 경우가 줄어든다).

수상한 사람을 조심하고, 수상하지 않은 사람에게는 더욱 주의를 해야 한다.

부디 이 사실을 가슴에 새기시기를.

어머니가 도둑이라고요?

●●●●●

경찰에게 신세를 지는 또 다른 경우가 있다. 이 단계의 환자 중에는 이따금 도둑으로 몰리는 사람이 생긴다. 자제력이나 판단력이 약해지기 때문에 '가지고 싶다'라는 마음이 들면 그대로 손을 뻗어버리기 때문이다. 우리 병원의 환자 중에도 산책 중에 가게 앞을 지나다가 진열돼 있던 과자 봉지를 보고 그 자리에서 뜯어 게걸스럽게 먹어버렸다는 분이 있었다.

실제로 도둑으로 검거되는 사람들의 연령별 비율을 분석해 보면, 청소년이 18%, 고령자가 29%(일본법무청 2016년 조사)로 젊은 층보다 고령자의 비율이 훨씬 더 높다.

우리 병원에 내원하는 환자 중에는 명란젓 한 팩씩만 훔치는 매우 특이한 분이 있었다. 이를 눈치챈 것은 슈퍼마켓의 점원이었다. 1+1으로 진열된 명란젓 상품이 어찌 된 일인지 한 팩씩만 남겨져 있는 것이 아닌가. 그런 일이 반복되자 감시 카메라를 설치했고, 매번 두 팩 중에 한 팩만 뜯어 가방에 넣어가는 노인을 발견했다고 한다.

'어째서 명란젓을? 그것도 두 팩 중에 굳이 한 팩만을 훔치는 것일까?' 도무지 영문을 알 수 없었던 직원은 할머니를 붙잡아 가족에게 연락을 했다. "어머님이 도둑질을 했습니다."라는 연락을 받은 따님은 당황해서 가게로 달려갔고, 마침내 명란젓 한 팩을 주머니에 넣는 어머니의 영상을 보았다. 본인에게 물었지만, 어머니는 기억이 없는 듯 '그런 적 없다'는 말만 계속했다고 한다. 어째서 명란젓을, 그것도 딱 한 팩만 훔쳤던 것인지는 끝내 알아내지 못했다.

따님이 가게 점원에게 사과하고 물건값을 지불한 뒤에, '이상해진' 어머니를 모시고 우리 병원으로 찾아왔다. 그리고 환자는 경도인지장애 진단을 받았다. 따님이 어머니를 나무라지 않고, '어딘가 이상한데?'라고 여겨 병원으로 모시고 온 것은 무척 다행스러운 일이었다.

부모가 도둑질을 하면 창피해서 감추고 싶어지는 게 일반적인 반응이다. 그러나 지금까지 한번도 물건을 훔친 적이 없던 고령자에게 그런 일이 발생했다면, 치매의 전조증상일 가능성이 높다. 그러므로 가족들은 창피하다고 나무라기보다, '어딘가 이상한데?'라는 의구심을 가질 필요가 있다. 이 단계를 놓치지 않고 병원을 방문하는 것이 무엇보다 중요하다.

자식들이 가장 알아차리기 힘들다

●●●●●

지금까지의 부모님과는 어딘가 다르다. 기다리지 못해 화를 내거나, 진상손님이 되거나, 말도 안 되는 억지를 부리거나, 차를 여기저기 쿵쿵 박고 다니거나, 도둑질을 하거나… 종합적으로 보면 명백히 '이상하다'고 느끼겠지만, 실제 자식의 입장이 되면 인정하기 어려운 일이다.

얼마 전, 물건을 잃어버리는 일이 잦아졌다는 U씨(80대, 여성)가 아드님, 며느님과 함께 방문했다. 진단을 위해 MMSE검사를 실시했다.

"여기는 어디죠?"

"몇 층이죠?"

"여기는 어느 지방입니까?"

내가 묻자 U씨는 불안해하는 눈빛으로 아드님을 살피며 "음…어디더라? 1층? 2층…? 갑자기 물으니 생각이 안 나네." 라며 횡설수설했다. 경도인지장애 또는 치매의 가능성이 농후했다. 아드님은 어머니가 대답을 못하는 것은 치매 때문이 아니라 원래 성격이 소심해서 그런 거라며 변명을 늘어놓았다. 그러나 고부 관계에 있는 며느님에게 "어떻게 생각하십니까?"라고 묻자 "아뇨, 요즘 들어 어머님이 물건을 잃어버리는 일이 잦아지셨어요." 라며 냉정하게 대답했다.

이런 경우 의사의 입장에서 객관적으로 판단할 수 있는 며느리의 의견을 존중할 수밖에 없다. 왜냐하면 치매에 관한 한 애착이 깊은 실제 모자 관계일수록 실체를 보기 힘들어지기 때문이다. 자식은 마음속 깊은 곳에서 '부모님이 치매일 리 없다'고 생각하기 쉽다. 따라서 부모님의 행동이 여태까지와 다르더라도 '나이 때문에' 혹은 '원래 성격이 그래서'라며 현실을 부정하려 한다. 아마 U씨의 며느님도 본인의 부모였다면 입장이 달라져서 '아니오, 우리 부모님은 원래부터 잘 깜박깜박하세요.'라며 부인했을 게 틀림없다.

그러므로 부모의 치매 증상을 초기에 발견하고 싶다면 본인이나 형제자매의 의견보다는 그 외 관계에 있는 사람의 말에 귀를 기울여야 한다. 이것은 매우 중요한 사실이다.

진단이 빠를수록 치매는 늦게 온다

●●●●●

'부모님이 좀 이상한데…'라고 느낀다면 가능한 한 빨리 전문의를 찾아 진단을 받아야 한다. 치매 전문병원이나 '노년내과', '신경과'나 '정신건강의학과' 중에 치매를 전문으로 하는 전문의가 있는 병원을 찾는 것이 최선이다. 뇌신경 내과나 정신과에서도 진찰을 받을 수는 있지만, 아직 증상이 미미한 경도인지장애의 경우에는 전문기관이 아니면 진단이 힘들다.

어렵게 결심하고 적당한 병원을 찾았지만, '부모님께 뭐라며 병원으로 모셔가지?'라고 고민하는 가족이 많다. '치매'라는 단어를 꺼내면 격노하실 게 뻔하니 말을 꺼내기가 쉽지 않다.

만약 그렇다면 '공적 기관'이라는 핑계를 대보자.

1920년대 이후에 태어나신 부모님 세대라면 대부분 권위에 약하다. 그러므로 '시청에서 검진 안내서가 나왔으니 병원에 가야 한다'라고 설득하면, '그럼 가야지'라며 순순히 따라나서기 쉽다. 치매 상담을 해주는 보건소도 있으니 '보건소에서 검진을 해준대요'라며 모시고 가서, 보건소의 전문의한테 진단받기를 권유받는 것도 좋은 방법이다.

치매는 민감한 문제라서 부모님이 상처받을까 봐 말을 꺼내기는 꺼려하는 사람도 있지만, 수년간 현장에서 직접 겪고 있는 의사의 입장에서 보자면 그리 신경 쓰지 않아도 된다고 충고하고 싶다. 왜냐하면 환자 본인이 '어딘가 이상해'라고 느끼며, '어쩐지 불안한데 의사에게 진단을 받아볼까?'라고 스스로 생각하고 있는 경우도 많기 때문이다.

한편, 자신이 이상해진 것을 느끼고 있기 때문에 더더욱 병원에 가는 것을 피하는 환자도 있다. 병원에서 '치매'라는 진단을 받은 후에 가족에게 폐를 끼치게 되는 것이 두려워서이다.

그러나 꼭 알아뒀으면 하는 것은 경도인지장애의 단계에서 약을 먹거나 재활치료를 하는 것이 치매로 발전하는 것을 막는 방법이라는 점이다. 또한 치매로 발병한다 해도 가능한 한 빨리 치료나 재활에 힘을 쓰면 병의 진행을 최대한 늦출 수 있다. 이런 사실을 환자가 안다면 이상을 느낀 시점에서 '병원에 가볼까'하며 스스로 나서는 경우도 늘지 않을까?

그러나 이런 정보를 알지 못하면 가족에게 폐를 끼치는 것이 싫어서 치매의 전조 증상을 감추기 쉽다. 감출수록 치매는 점점 악화되기 마련이라 오히려 나중에 가족에게 더 큰 고통을 안겨주게 된다.

그러므로 가족들은 평소 부모님에게 '치매는 초기에 발견해서 치료하면 진행을 늦출 수 있으니 반드시 알려달라'고 얘기해 둬야 한다.

또한 '치매에 걸리더라도 가능한 간호는 할 테니까 너무 걱정하지 않아도 된다'고 안심시키는 것도 필요하다. '너무 힘들어지면 전문가의 손을 빌리면 되니까 미리 앞서 걱정할 필요가 없다'고 평소부터 말해둬야 한다. 치매에 걸리더라도 어떻게든 된다는 것을 안다면 부모도 자신의 치매 증상을 감추지 않게 되지 않을까?

부모 역시 치매에 걸리는 것은 불안하고 겁나는 일이다. 그런 불안을 가라앉히기 위해서라도 환자와 가족 모두가 치매의 증상과 진행에 대해 자세히 알아보아야 한다.

지금까지의 부모님을 잊자

· · · · · ·

현실적으로 선뜻 진단받으러 가지 못하고 주저하는 가족이 많다. 앞서 말했듯이 피를 나눈 자식일수록 부모님이 치매에 걸렸다는 사실을 인정하기 어렵기 때문이다. 부모가 치매라는 사실을 받아들이지 못하고, 치매 초기인 부모에게 '정신 차리세요!', '충분히 이해하실 수 있잖아요!', '왜 그것도 모르세요?' 라며 계속 여태까지의 부모님으로 있어줄 것을 강요한다. 이럴수록 나중에 더 큰 고생을 하게 된다는 점을 명심하자.

경도인지장애가 치매로 진행된 경우, 가족들의 반응은 대개 두 가지로 나누어진다. 치매 환자를 인정하고 받아들여 어떻게든 웃으며 헤쳐 나가는 경우와 반대로 점점 심각해지는 경우이다. 이 두 가족은 어떻게 다를까?

내가 경험한 바에 따르면, 환자에게 '정신 차리세요'라고 다그치며 지금까지의 부모님 모습을 강요하는 가족일수록 점점 더 심각한 우울의 늪에 빠져든다.

본래의 자신으로 가장 돌아가고 싶은 이는 환자 본인이지만, 결코 그럴 수 없는 것이 치매라는 병이다. 그럼에도 불구하고 가족으로부터 불가능한 요구를 받는다면, 환자는 낙담하고 초조해질 수밖에 없다. 화가 나면 공격적으로 변하는 이도 적지 않다. 그렇게 가족 간에 불안이 전염되고, 서로를 공격하며, 상처를 주고받는 악순환에 빠져든다.

특히, 평소 완벽하던 부모일수록 자식은 변해가는 모습을 받아들이기 힘들어한다. '정신 차리고, 원래 모습으로 돌아가세요' 라며 지금까지의 부모님을 고집해봤자 현실은 더 나빠질 뿐이다.

한편, 힘든 상황에서도 여유를 가지고 생활하는 가족은 환자가 이해할 수 없는 행동을 해도, '아버지가 또 이상한 짓을 하시네.', '또야?'라며 어지간한 일은 웃으며 넘긴다. 그러면 부모 역시 '그래? 내가 좀 이상했나?'라며 대수롭지 않게 지나간다.

후자의 경우, 어떻게 웃으며 지낼 수 있는가 이유를 곰곰이 생각해 보았다. 가족들의 성격이나 여태껏 쌓아온 부모와 자식 간의 관계도 영향을 있겠지만, 무엇보다 '부모님이 치매로 이상해졌다'는 사실을 인정하고 받아들이는 것에 더 큰 원인이 있다.

'치매에 걸렸으니 지금까지처럼 행동하지 못하는 것이 당연하다'라고 생각하면, 부모에게 "정신 차리세요!"라는 요구는 하지 않게 된다. 불가능한 것을 요구받지 않는 환자는 필요 이상으로 불안해하거나 낙담하지 않는다. 따라서 가족 간의 관계도 비교적 원만해진다. 과거의 완벽했던 부모님을 잊고, 치매 초기의 있는 모습 그대로 받아들일수록 환자나 가족이 편해진다는 사실을 명심하자.

치매로 변해가는 부모의 모습을 인정하는 것은 자식에게 몹시 괴로운 일이다. 그럼에도 이 사실을 받아들이는 사람이야말

로 '부모 자식의 역할이 역전됐다는 사실을 받아들이는', 다시
말해 진정한 어른이다.

"지금까지 나를 지켜주던 부모님을 이번에는 내가 지켜드릴
차례다."

그렇게 부모님의 노쇠를 인정하고 웃으며 받아들이면, 놀랍
게도 내 마음의 동요도 가라앉고, 어깨의 무거운 짐도 조금은 가
벼워진다.

경도인지장애라는 진단을 받고
가장 먼저 해야 할 일

•••••

경도인지장애라는 진단을 받은 환자가 꼭 해야 할 일이 있
다. 첫째는 의사의 처방을 받은 약물 치료이다. 다른 한 가지는
운동이나 커뮤니케이션 등을 통해 이루어지는 비약물적 치료
이다. 어려울 것은 없다. 처방된 약을 먹으며 일상생활을 되도록

활기차게 보내도록 노력하면 된다.

예를 들어, 누군가가 불러내면 거절하지 말고 나가도록 하자. 경도인지장애 환자가 되면 호기심이나 의욕이 줄어들고, 우울 증상이 나타나기 쉽다. 그 때문에 외출을 꺼리게 되고, 사람과 만나는 것을 피하거나 새로운 일에 도전하는 것을 귀찮아한다.

그러나 평소와 다름없는 자극이 전혀 없는 매일을 보내다 보면 머리를 쓰는 일도 줄어드는데, 이것은 뇌를 위해서도 좋지 않은 일이다. 만약 부모님이 집에만 틀어박혀 지낸다면 부모님의 지인에게 취미 동아리나 지역 커뮤니티에 초대해 달라고 부탁해 보자. 되도록 외출을 자주 하도록 유도해야 한다. 새로운 자극이나 외출은 몸을 움직이게 하고, 뇌를 활성화시킨다.

부모님이 직업을 가지고 있다면 가능한 한 계속하게 하는 것도 좋다. 치매는 최근 기억부터 잊어버리는 특징이 있지만, 오랜 시간에 거쳐 몸에 익힌 기술은 쉽게 잊혀지지 않는다.

내가 사는 고장에는 경도인지장애 미용사나 도자기에 그림을 그리는 장인 등이 현역에서 활약하고 있다. 두 분 모두 80대이지만, 미용사는 같은 연배의 손님에게 인기가 있고, 도자기 장인은 나이 때문에 생긴 손의 떨림으로 오히려 독특한 멋이 있다는 평가를 받고 있다. 두 분 모두 지금도 손님과의 대화를 즐기며 현장에서 뛰고 있다. 그 덕분에 병의 진행도 늦춰졌다.

일을 계속하면 뇌의 재활에도 도움이 되므로, 할 수만 있다면 일을 그만두지 않고 계속하기를 권한다. 부모님이 이미 퇴직했다면 가정 안에서 무엇이든 할 수 있는 역할을 만들어 드리는 것도 방법이다. 예를 들어 욕실 청소라든가 마당의 잡초 뽑기, 세탁물 정리 등을 부탁드려 보자.

부모님의 나이를 생각해서 '아무것도 하지 말고 앉아 계세요'라고 말하기 쉽지만, 부모 역시 가정이나 사회에서 아무 역할도 하지 못하게 되면 무력감이나 고독감에 빠지기 쉽다. 그러한 감정들은 치매로의 진행을 가속화시킨다. 오히려 일을 나가는 며느리를 대신해서 가사를 하게 된 경도인지장애 시어머니의 증상이 놀라울 정도로 개선된 예가 있을 정도다.

내가 누군가의 도움이 된다는 기쁨이 의식과 마음을 정정하게 만들어준다. 그러니 환자가 할 수 있는 만큼의 역할을 반드시 부탁드려야 한다.

일반적으로 경도인지장애 환자 중에 약 50%가 5년 이내에 치매로 진행된다고 알려져 있다. 그러나 이 시기에 적절한 치료나 뇌의 재활을 시작하면 치매로의 진행을 최대한 늦출 수 있다. 이점을 반드시 명심해야 한다.

두 번째 계절

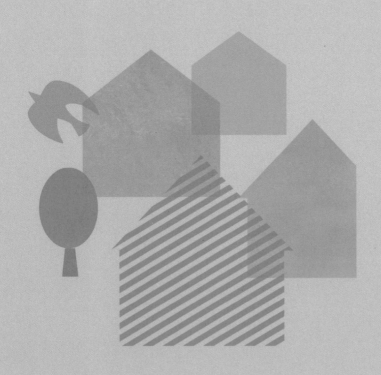

상당히 불안한 여름 : 초기 치매

"왜 스웨터 안에 잠옷을 입었지…?

어쩐지 덥더라…."

본격적인 '기억상실 단계'로 지금까지 당연히 하던 일들이 불가능해진다.

뭉게뭉게 몰려드는 먹구름처럼, 가족에게 들이닥치는 혼란도 함께 쌓여간다.

치매는 천천히 진행된다

●●●●●

일반적으로 환자와 가족이 처음 병원을 찾는 때는 대부분 치매의 '중핵 증상'이 나타나기 시작하면서부터이다. 중핵 증상이란 알츠하이머형 치매를 비롯한 뇌에 생기는 이상 때문에 기억력 장애, 인지기능 장애, 판단력 저하 등으로 일상생활이 곤란해지는 상태를 말한다. 일반적인 생활이 조금씩 불가능해지는 이 시기를 '기억상실의 단계'라거나 '지금까지 해왔던 일상생활의 수행이 불가능해지는 단계' 등으로 부른다.

이 시기의 환자는 방금 전에 말을 하고도 그 사실 자체를 기억하지 못하여 몇 번이고 되풀이하거나, 저금통장 등을 자주 잃어버린다. 태양이 작열하는 한여름에 스웨터를 입기도 한다. 나이가 들어감에 따라 생기는 건망증과는 달리, 누가 보더라도 '명백하게 이상한' 증상이 나타나기 시작한다. 너무 이상하기 때문에 가족도 환자의 치매를 눈치챈다.

그러나 어느 정도 짐작하고 있었더라도, 부모가 치매 환자라는 진단을 들으면 가족은 큰 충격을 받는다. 지극히 당연한 일이다. 그런데 정작 환자 본인은 "아, 그래요?"라며 태연한 경우가 의외로 많다. 치매가 무엇인지 이미 알지 못하는 상태이기 때문이다.

물론 그렇지 않은 환자도 있다. 진단명을 듣고는 얼굴이 굳어지며 말을 잃기도 한다. 그러면 나는 "괜찮습니다. 지금까지 여기저기 신경 쓰며 사느라 바쁘셨으니까, 이제 잊어버릴 만도 하죠."라고 환자에게 말은 건넨다. 그러면 환자는 조금 안심된다는 듯이 "그런가요?"라며 살며시 웃으며 수긍한다. 진단 결과를 듣고 있던 가족 사이에 흐르는 팽팽한 긴장의 끈도 조금은 느슨해진다. 내가 그저 위로의 말을 건네는 것이라고 생각하는 사람도 있겠지만, 꼭 그런 것만은 아니다.

젊은 나이에 걸리는 초로기 알츠하이머나 전두측두엽 치매(피크병) 등의 예외는 있으나, 그 외의 치매를 일으키는 최대 원인은 '고령'이다. 그러므로 치매는 노화의 일환으로 볼 수 있다. 90대의 60%, 100세를 넘기면 70% 이상의 노인에게서 치매 증상이 나타나는데, 이는 치매가 노화 현상의 하나이기 때문이다. 그러므로 노화에 의한 치매로 인해 자신의 상황을 정확히 이해하지 못하게 되거나, 지금까지 당연하게 해왔던 일을 못하게 되는 것은 어떤 의미로는 매우 자연스러운 현상이다.

치매의 60%를 차지하는 알츠하이머형 치매도 일반적인 노화 현상처럼 천천히 진행된다. 개인차는 있지만, 7~10년에 걸쳐 경도에서 중증으로 상태가 나빠지는 것이 일반적이다. 약물치료와 재활에 적극적으로 힘써 진행 상태를 더디게 하면 이 시기를 10년으로 늘릴 수 있다. 만약 80세에 치매가 발병한다면 90세가 되어서야 심각한 상태로 나빠지는 셈이다. 그때면 이미 평균 수명을 넘어선다. 이렇게 생각하면 치매도 마냥 무섭지만은 않지 않을까?

부모님이 치매 환자라는 진단을 들은 가족 중에는 "이제 곧 집을 나가 배회하거나 폭언을 퍼붓게 되시겠죠? 그렇다면 지금부터 입원할 수 있는 요양시설을 찾아야 하는 거 아닙니까?"라며 미리 걱정하는 사람이 있다. 그러나 앞서 말했듯이 치매는 매우 느리게 진행된다. 게다가 배회나 폭언 등의 증상이 심하게 나타나는 환자가 있는가 하면, 거의 나타나지 않은 사람도 있다. 그러니 미리 걱정하지 말고, 여유를 가지고 상황에 대처해 나가 보자.

제때 제 약을 먹을 수 없다

· ● ● ● ● ●

치매를 영어로 'dementia'라고 하는데, 그중에서 알츠하이머형 치매를 '롱 굿바이(long goodbye)'라고도 부른다. 환자가 오랜 기간에 걸쳐 기억이나 개성을 천천히 잃어가기 때문이다. 아마 그런 상태를 가리켜 롱 굿바이라고 부르는 것이 아닐까 싶다.

어느 유명한 창작 만감가는 '롱 굿바이-언어는 무지개 저편으로'라는 극을 만들었다. 그 내용에 치매에 걸린 아버지가 약을 먹었는지, 안 먹었는지를 자주 까먹는 장면이 나온다. 이것이 바로 중핵 증상이 나타나기 시작한 환자의 모습이다.

이 시기가 되면 환자 스스로 약을 관리하는 것이 어려워진다. 만담에 등장한 만담가의 아버지처럼 약을 먹었는지 아닌지를 까먹거나, 아예 약을 먹어야 한다는 것조차 기억하지 못한다. 30점 만점의 MMSE검사에서 치매 발생을 의심하는 23점 이하가 되면 진행을 늦추는 약을 먹기 시작하는 것이 바람직하나, 약을 잘 보이는 데에 놔두어도 대개의 환자는 먹는 것을 까먹는다. 고령이 되면 치매 약뿐만 아니라 혈압약, 혈전 예방약, 수면제 등등 여러 가지 약을 복용하는 경우가 많다. 이러니 '그 약을 먹었던가?', '이 약은 안 먹은 것 같은데…'하며 점점 더 미궁에 빠지기 쉽다. 그 때문에 2개월 치로 처방 받아온 약이 한 달이 지나도 그대로인 경우가 드물지 않다.

치매에 관해 잘 모르는 의사는 이런 사실이 의미하는 바를 알지 못하는 경우가 많다.

"지난번에 혈압약을 두 달 치 처방 받았는데, 아직 한 달 치가 남아있습니다."라고 환자나 가족이 말하면,

"그렇습니까? 그럼, 이번에는 한 달 치만 처방해 드리겠습니다."라며 대수롭지 않게 그냥 넘긴다.

나는 이러한 일은 절대 그냥 넘겨서는 안 된다고 생각한다. 그러므로 부모님에게 치매 증상이 없더라도 가족들은 때때로 약이 얼마나 남아있는지를 점검해야 한다. 그리고 한 달 치의 약을 처방받았는데 한 달 뒤에 그 약이 일주일치 이상 남아 있다면 치매 전문의에게 부모를 모시고 갈 것을 권하고 싶다. 만약 부모와 떨어져 살고 있다면 정기적으로 전화를 걸어 "약은 잘 먹고 계시죠?"라고 확인할 필요가 있다.

진료실에서 "약은 잘 드시고 계시죠?"하고 의사가 환자에게 물으면 대부분은 "그럼요."라고 대답한다. 그러나 나중에 가족에게 확인해보라고 하면, 남아있는 약봉지가 쏟아져 나왔다고

하는 경우가 많다.

그러므로 부모님 댁을 방문했을 때만이라도 약이 얼마나 남아있는지 잘 살펴볼 필요가 있다. 가족이 직접 확인하기 힘들다면 방문 간호사나 약사에게 부탁하여 약이 얼마나 남아있는지를 정기적으로 확인하는 방법도 있다. 부모님이 고령이 되었다면 이런 서비스를 적극적으로 활용해야 한다.

옷을 제대로 입기 힘들다

......

약을 꼬박꼬박 챙겨 먹는 것이 힘들어질 때 즈음이면, 옷을 스스로 챙겨 입는 것도 어려워진다. 예를 들어, 겨울에도 반팔을 입는다거나, 스웨터 위에 또 스웨터를 입기도 한다. 병원에서 "혈압을 재겠습니다"라고 하면 환자가 소매를 걷는데, 스웨터나 바지 안에 잠옷을 입고 있는 경우가 흔하다. "아버지, 왜 안에 잠옷을 입고 계세요?" 라고 어이없어 하는 환자의 가족을 따라 나도 모르게 쓴웃음을 지을 때도 있다.

아프지 않은 사람이라면 '오늘은 더우니까 반팔을 입어야지', '냉방이 잘 되는 곳에 갈 수도 있으니까 겉에 걸칠 카디건을 하나 챙겨 나가볼까?', '오늘은 어르신을 만나야 하니까 예의를 갖춘 차림이 좋겠지?' 등 여러 상황을 종합적으로 고려해 그날 입을 옷을 결정한다. 그러나 치매 증상이 나타나면 이렇게 복잡하게 생각하는 것이 어려워져서, TPO에 맞춰 옷을 입는 것이 불가능해진다. 증상이 점점 심해지면 셔츠의 소매에 다리를 꿰어 넣으려고 하기도 한다.

치매가 어떻게 진행되는지를 전혀 모르는 가족 중에는 이상하게 옷을 입으려는 환자를 보며 '이런 것도 못하게 되시다니…'하며 마냥 슬퍼하는 경우가 많다. 그러나 치매의 단계를 알고 있다면 마음의 준비를 할 수 있기에 크게 놀라고 슬퍼하는 대신 '드디어 시작됐구나'라며 마음을 가다듬을 수 있다. 엉뚱한 옷을 입으려는 환자에게 '오늘은 날씨가 추우니까 좀 두꺼운 옷을 입어 볼까요?', '여기는 팔을 넣는 곳이니까 셔츠가 아닌 바지를 찾아보죠'라고 말할 수 있는 여유가 생길 수 있다.

옷을 입기 힘들어하는 증상이 치매 환자에게 나타났다면, 옷을 고르는 일을 도와주거나 입는 방법을 가르쳐주면 된다.

통장을 자주 잃어버린다

●●●●●●

이 시기의 환자의 지갑에는 동전이 잔뜩 들어있는 경우가 많다. 치매가 발생하면 계산능력이 떨어지고, 잔돈을 조합하는 일도 힘들어진다. 437엔을 내기 위해 100엔 동전은 4개, 10엔짜리 3개, 5엔짜리……를 계산하기가 어려워진다. 그 때문에 계산할 때마다 지폐를 내게 되고, 거스름돈으로 받은 동전이 계속 쌓이게 된다. 이렇듯이 전에 없던 동전으로 가득한 지갑은 치매 환자라는 증거이다.

치매가 한 단계 더 진행되면 늘 물건을 찾아다니게 된다. 치매의 특징 중 하나인 '기억상실'이 심해져서 어디에 무엇을 두었는지 기억하지 못하게 되기 때문이다. 자주 사용하는 보험증 같은 것일수록 더 잃어버리기 쉽다. 특히 어른들이 귀하게 여기는 통장과 인감 등은 더 자주 잃어버린다.

S씨(70대, 여성)가 통장을 찾아 집안을 헤매는 일이 며칠째 계속되자 가족은 S씨를 모시고 병원을 방문했다.

"'이상하네, 분명히 이 서랍에 넣어뒀는데'라며 서랍이나 책장을 계속 찾아 헤매세요. 요즘 들어서는 거의 매일 그러시는 것 같습니다." 라고 아드님이 말했다.

진단 결과는 초기 알츠하이머였다. 이상하게도 치매 환자는 통장이나 인감 같이 중요한 물건일수록 놓아두는 곳을 자주 바꾸는 경향이 있다. 젊었을 때는 대부분의 사람이 일정한 곳에 통장을 놓아두지만, 치매에 걸린 환자는 자신의 관리 능력에 불안감이 생기고 '이런 데 놔뒀다가 잃어버리면 큰일이니까, 다른 곳에 잘 옮겨두자'라는 생각을 하게 된다. 그러다가 보관 장소를 옮겼다는 사실조차 잊어버리는 것이다. 그렇게 치매 환자는 통장이나 인감처럼 소중한 것일수록 잃어버리는 일이 빈번해진다.

환자가 통장이나 인감을 자주 잃어버릴 즈음이면 현금카드를 쓰는 것도 불가능해졌을 확률이 높다. S씨 역시 현금카드를 쓰지 못하는 모습을 보고는 가족들이 이상한 낌새를 알아차렸다. 어머니에게 '통장을 찾지 말고, 현금카드를 쓰세요'라고 했더니, '현금카드에 문제가 있어서 쓸 수가 없다'는 대답을 들었다고 한다. 알고 보니 카드에 문제가 생긴 것이 아니라, S씨가 비밀번호를 기억하지 못해 ATM기를 사용하지 못하는 것이었다. 그러나 치매 환자의 대부분은 그 사실조차 알지 못한 채, 카드에 문제가 생겼다며 불평한다.

간혹 환자 중에는 치매가 상당히 진행된 상태인데도 현금카드를 사용할 수 있는 사람도 있다. 어딘가 이상해서 현금카드를 보여달라고 하면, 카드 뒷면에 검은 펜으로 비밀번호를 적어 놓은 것을 발견하곤 한다. 이런 경우 카드를 잃어버리면 큰 손실이 생길 수 있으니 가족들은 꼭 부모님의 카드 뒷면을 확인해 보자.

늘 만들던 음식을 완성할 수 없다

비밀번호를 까먹어서 현금지급기에서 돈을 찾지 못하면서 '카드가 망가졌다'라며 카드 탓을 하는 것처럼, 이 시기의 환자는 여러 가지 일에 핑계를 댄다. 예를 들어, 지금까지 매일 요리를 해왔던 부인이 '이제 아이들도 다 독립하고, 남편이랑 둘이서 사는데 음식을 매일 만들기도 뭐하고…', '음식은 조금씩 사먹는 게 돈이 덜 들어요.' 등등의 핑계를 대면서 요리를 하지 않게 된다. 단순히 음식을 만들고 싶지 않아서라면 문제가 되지 않지만, 치매 때문에 만들 수 없게 됐을 가능성이 높다.

요리라는 것은 생각보다 꽤 복잡한 작업이다. 먼저 메뉴를 정하고 재료를 사온 뒤, 각각의 방법대로 손질하고 불조절을 하면서 조리를 해야 한다. 동시에 여러 가지 반찬을 만들기도 한다. 이것이 끝이 아니다. 다 된 후에는 음식에 맞는 그릇을 선택해서 맛깔스럽게 담아내야 하는 종합 과정이다. 이렇게 요리하는 내내 머리를 쓰면서 '맛도 좋고 보기에도 예쁜 음식을 만들어 낸다'는 목표를 향해 머리와 손을 끊임없이 움직여야 한다.

치매에 걸리면 이 '목표를 향해 하나하나의 행동을 차근차근 쌓아가는 일'이 힘들어진다. 카레를 만들기 위해 시작하지만, 도중에 감자고기볶음이 되어버리거나 레시피를 잊어버려 이도 저도 아닌 음식이 되기 쉽다.

그러나 오랜 시간 가사를 담당해온 자존심이 강한 환자일수록 '만드는 방법을 잊어버렸다'는 말을 꺼내기가 어렵다. 사실은 만들 수 없게 됐지만, '만들기가 귀찮다'라는 핑계를 대며 자신과 주위를 속이게 된다.

때로는 메뉴를 정하는 것이 힘들어져서 매일 같은 음식만 만들어내는 환자도 있다.

"요즘 들어 부인이 매일 달걀프라이만 해줍니다."

T씨(80대, 여성, 초기 치매)의 남편이 말했다. 최근 들어 건망증이 심해졌다는 부인을 진찰하니 역시 초기 치매였다. 그 얼마 뒤 T씨는 요리를 하지 못하게 되었다. 지금은 여태껏 음식을 전혀 만들어보지 않았던 남편이 간단한 요리를 하거나 도시락을 사서 지낸다고 한다.

냉장고는 치매 진단기

치매에 걸린 부인을 대신해서 남편이 가사를 한다. 고령화 사회가 되면서 이런 경우가 늘고 있다. 그러나 부부 모두 고령이기 때문에 결국 남편도 치매 증상이 나타나기 시작할 수 있다. '2인 가족인데, 치매 환자가 둘'이라는 가혹한 현실은 고령화 시대에 절대로 드문 일은 아니다.

이런 경우, 따로 살고 있는 자식이나 가족이 부모님을 방문했다가 평소와 달리 이상하다는 것을 알아채는 계기는 의외로 냉장고를 통해서가 많다. 무엇보다 냉장고에 과도하게 가득 찬 음식을 보고 놀라게 된다. 자세히 들여다보면 똑같은 슬라이스 햄이 수십 개씩 쌓여 있거나, 유통기한을 훌쩍 넘겨 상한 식료품이 끊임없이 나오기도 한다. 치매에 걸리면 재고 관리가 어려워진다.

"이건 상했으니까 버릴게요."라고 자식이 말하면, 부모는 "무슨 소리야! 아직 먹을 수 있는데, 아깝게!"라며 불같이 화를 낸다. 먹을 것을 버리는 데 강렬한 저항감이 있는 세대일 수도 있지만, 그보다는 기간이 한참 지나 먹을 수 없을 정도로 음식이 상했다는 것을 인지하지 못 하는 치매 환자일 수도 있다. 그런 부모를 보며, 자식들은 비로소 '뭔가 잘못됐다'는 것을 깨닫는다.

가전제품을 새로 사는 것은 위험!

● ● ● ● ● ●

이런 상황에서도 치매를 의심하지 못한 가족은 '냉장고가 가득 찼네. 너무 오래되고 작으니까 큰 걸로 바꿔드려야지' 라며 새 냉장고를 사드리는 경우도 있다. 당연히 효도하는 마음으로 부모를 위해 하는 행동이다.

그러나 치매 환자가 있는 가족이라면 '새 가전제품을 사는 일'이 큰 문제로 이어질 수도 있다. 예를 들어 냉장고의 경우, 지금까지 사용하던 냉동칸과 채소칸, 그리고 저온칸의 위치가 달라질 수 있다. 그러나 치매 환자는 새로운 것을 학습하기 어렵기 때문에 '지금까지 늘 쓰던 위치'에 식품을 넣어두기 쉽다.

어느 날, P씨(80대, 남성)의 아드님은 회사에서 퇴근해 돌아온 뒤, 냉장고에서 꽝꽝 언 무를 발견했다. 다음 날에는 채소칸에서 냄새나는 상한 생선회를 발견했다. 꽁꽁 언 무는 그렇다 치더라도, 상한 생선을 먹기라도 하면 건강에 이상이 올 수 있다. 그러므로 가족이 치매에 걸려 이 단계까지 왔을 때 새로운 가전제품을 구입하는 것은 오히려 치매를 앓고 있는 가족의 정신과 육체의 건강을 해칠 수도 있다.

게다가 새롭게 생긴 가전제품 때문에 지금까지 환자 혼자서 할 수 있던 집안일까지 불가능해지거나 일상생활이 더 힘들어지기도 한다. 결국 좋은 마음으로 사드린 새 가전제품 때문에 문제가 발생한다. 달라진 조작 버튼의 위치를 새로 익히지 못해 세탁기를 사용하지 못하게 되면, 처음에는 하는 수 없이 손빨래를 하지만 점점 힘에 겨워져 빨래를 하지 않게 된다. 그렇게 P씨는 가사도우미가 오기 전까지 세탁을 하지 않고 지냈다.

또 다른 가족은 혼자서 생활하던 아버지에게 금방 물을 끓일 수 있는 새 전기주전자를 사드렸더니, 지금까지 사용하던 것과 손잡이가 달라 쓰지 못하게 됐다고 했다. 그 후 아버지는 일반 주전자로 가스에 물을 끓이다가 불을 켜둔 것을 잊어버려 큰일이 날 뻔했다고 한다.

앞서 언급한 예처럼, 부모가 치매에 걸리면 손에 익은 가전제품을 가능한 한 계속 사용하는 게 좋으니 수리할수 있다면 그 편이 낫다. 만약 새로 사야 한다면 조작 방법이나 크기 등이 최대한 비슷한 것을 찾도록 하자.

그러나 단 한 가지, 서둘러 바꿔야 할 가전제품이 있는데, 바로 '가스레인지'이다. 치매 환자의 가족이 가장 두려워하는 일이 환자가 불이나 가스를 켜둔 채 깜박 잊어버려 일어나는 화재이다. 부모님이 고령이라면 치매로 발전하기 전에 전기레인지 타입으로 바꾸어 되도록 빨리 사용법에 익숙해지도록 도와드려야 한다. 전기레인지를 새로 사는 것이 힘들다면, 불을 켠 채 일정 시간이 지나면 자동으로 꺼지는 안전장치가 달린 가스레인지로 교체해 드리자.

끝없이 반복되는 대화

•••••

치매의 중핵 증상이 심해지면 언어에도 변화가 생긴다. 사물의 이름이 떠오르지 않아서 '그거' 또는 '저거'라고 말하는 빈도가 늘어나고, 말하는 도중에 무슨 말을 하려고 했는지 자주 까먹는다. 심지어는 같은 얘기를 몇 번씩 반복하기도 한다.

환자와 동거하는 가족이 가장 괴로워하는 것도 이 반복이다. 특히 알츠하이머 형 치매 환자의 경우, 조금 전의 일을 기억하지 못하고 방금 했던 얘기를 마치 처음 말하는 것처럼 몇 번이고 되풀이한다.

"오늘은 병원에 가지?"

"네, 어머니. 조금 있다가 나갈 거예요."

"그럼 얼른 준비해야지. 그런데 오늘은 병원에 갈 거니?"

"네, 어머니. 방금 말씀드렸잖아요."

"그래. 그런데 오늘은 병원에 갈 거지?"

"……"

이런 대화가 끝도 없이 되풀이된다.

나는 진료실에서 '마당의 토마토가 빨갛게 익었답니다'라는 이야기를 10분 동안 4번이나 하는 환자를 만난 적도 있다. 무척 기쁜 듯이 이야기를 들려주는 환자를 보며 내 마음도 기뻐졌지만, 매일 이런 일을 겪는 가족에게는 꽤 고역일 게 뻔했다.

이러한 일은 실제로 겪어보지 않으면 얼마나 괴로운지 알 수가 없다. 간병 가족이 바쁘거나 정신적으로 지쳤을 때 같은 얘기를 몇 번씩이나 되풀이해야 하는 상황에 몰리다 보면, 아무리 참을성이 많은 사람이라도 날카로워지기 마련이다. 나 역시 치매 환자였던 할아버지로 인해 겪어본 일이다.

"저도 어머니가 치매 환자라는 사실은 잘 알고 있습니다. 그렇지만 몇 번이나 똑같은 얘기를 듣다 보면, 저도 모르게 '제발 그만 좀 하세요!'라고 소리치고 말아요."

R씨(70대, 치매 초기)의 따님이 말했다. 그녀는 어머니에게 고함을 친 것을 후회하며 자책했다. 이처럼 환자에게 화를 낸 것을 후회하는 가족이 적지 않다. 치매에 대해 공부를 하면서, '환자에게 화를 내서는 안 된다'는 사실을 배워 알고 있기 때문이다.

저명한 의사들이 '환자가 불안해지면 치매가 더 악화될 가능성이 높으므로 화를 내서는 안 된다'고 쓴 정보를 책이나 인터넷에서 쉽게 찾아볼 수 있다. 그 사실을 알고 있는 가족은 '내가 화를 내서 부모님의 치매가 더 나빠지면 어떻게 하지?'하는 걱정이 들기 마련이다. 효심이 강한 자식일수록 고민이 깊어진다.

그러나 결론적으로 말하자면, 나는 치매 환자를 30년 이상 진료해 왔지만 가족이 화를 낸다고 치매가 악화되는 환자는 본 적이 없다.

"그러니 괜찮습니다. 도저히 참을 수 없을 때는 화를 내십시오."

R씨의 따님에게 말했다.

"정말 치매가 더 악화되지는 않을까요?"

그녀는 비로소 안심한 듯 조심스레 반문했다.

흥미롭게도 '화를 내도 괜찮다'는 사실을 알고 나자, 오히려 전보다 더 화를 내지 않게 되었다고 그녀는 고백했다. '화를 내면 안 된다'는 압박감이 더 큰 부담으로 작용해서, 필요 이상으로 화가 났기 때문이리라.

상대가 치매 환자라는 이유로 지나친 배려를 할 필요는 없다. 지금까지 해오던 대로도 괜찮다.

모르는 일을 시험하지 말자

●●●●●

부모가 치매에 걸렸을 때 가족이 저지르는 실수가 꼭 있다. '어머니, 오늘은 몇 월 며칠이죠?', '아버지, 오늘이 무슨 요일이죠?'라고 묻는 것이다.

N씨(80대, 여성, 치매 초기)의 따님도 마찬가지였다.

"아침에 일어나서 멍하실 때가 많아요. 이따금 '여기가 어디니?'라고 묻거나, 저를 모르는 사람처럼 빤히 쳐다보시기도 하세요. 그러면 불안해져서, '여기가 어딘지 아세요? 내가 누군지 알아요?'라고 매일 아침 물어본답니다." 라고 그녀는 말했다.

N씨가 보이는 증상은 치매의 중핵 증상 중의 하나인 '지남력 상실'(시간, 장소, 방향, 자신에 관한 감각이 혼란스러운 상태) 때문이다. '지남력'이란 자신이 지금 있는 상황이 '언제', '어디'인지를 알아내는 능력을 말한다. '지금은 11시 반이니까 슬슬 낮잠이나 자볼까?' 든가, '여기는 부엌이니까 화장실로 가려면 복도를 지나 왼쪽으로 돌면 되겠지' 등의 일을 이해하는 능력이다.

치매가 진행되면 이런 지남력에 장애가 생겨 자신이 처해있는 상황을 알지 못하게 된다. 병이 더 악화되면 '누구'인지도 모르게 되기 때문에, 가족의 얼굴을 보고도 '누구세요?'라고 묻는 일도 생긴다. 부모가 자신을 잊는다는 것은 자식에게 매우 충격적인 일이다. N씨의 따님도 그것이 두려워서 매일 아침 이러한 질문을 하는 것이리라.

이러한 질문을 할 수밖에 없는 자식의 마음은 충분히 이해하지만, 환자를 위해서라도 제발 그만두라고 부탁하고 싶다. 왜냐하면 이러한 질문은 아무런 도움도 되지 않기 때문이다. 젊고 건강한 사람이라도 갑자기 '오늘은 며칠? 무슨 요일이죠?'라는 질문을 받으면 순간 당황하기 마련이다. 젊은 사람도 그런데 지남력이 떨어지는 치매 환자의 경우는 말해 무엇하랴.

누군가에게 시험을 당하는 것은 자존심이 상하는 일이다. 매일 같은 질문을 받는 환자에게도 상처이지만, 질문하는 자식도 원하는 대답을 듣지 못해 실망한다. '이렇게 쉬운 것조차 모르다니, 우리 어머니는 이미 틀렸어.'라고 진심으로 낙담한다.

어째서 환자도, 본인도 실망할 수밖에 없는 질문을 되풀이하는 것일까? 아마 앞으로 벌어질 일을 알지 못해 두렵기 때문이리라. 그러나 자신의 불안을 더 불안정한 환자에게까지 떠넘기는 것은 어른스럽지 못한 일이다. 그보다는 불안해하는 환자를 안심시키고, 아무렇지도 않게 대하는 편이 환자와 간병인 모두에게

유익하다. 이 경우의 '안심'은 간단한 정보를 주는 것을 말한다.

나도 길을 가다가 만난 환자나 간병인에게 '늘 신세를 지고 있습니다. 내가 누구인지 아시겠어요?'라는 질문을 받으면, 자주 보는 사이가 아닌 이상 대답하기 힘들다. 그러나 '아버지 때문에 신세가 많습니다. 다지미 시에 사는 아무개입니다'라고 소개받으면, 기억을 더듬어 '아, 아무개 씨군요. 안녕하세요, 그 뒤 아버님은 어떠십니까?'라고 답할 수가 있다.

일방적인 질문으로 시험을 하는 것이 아니라, 정보를 전해주는 대화 방법을 '리얼리티 오리엔테이션'이라고 한다. '리얼리티 오리엔테이션'은 치매 간호의 전문가가 환자의 불안을 해소하기 위해 쓰는 방법으로, '언제, 어디, 누구'인지를 모르는 환자에게 지금의 상황에 대해 설명을 해줌으로써 혼란을 막는 기술이다. 예를 들어 '오늘은 몇 월 며칠이죠?'라고 묻는 것이 아니라, 달력을 보면서 '오늘은 3월 3일, 히나마츠리(여자 어린이의 무병장수와 행복을 비는 일본의 전통축제)네요'라고 전해보자. 그러면 환자는 '그렇구나. 봄이구나'라며 자연스레 이해할 것이다. 또는 '식사 시간이에요'가 아니라, '저녁 식사 드셔야죠'라고 말한다면, 환자는 '지금은 저녁이구나'라고 손쉽게 깨달을 것이다.

자신이 있는 장소나 시간을 알고 싶어 하는 것은 인간의 자연스러운 본능이다. 그러므로 이것을 알게 되면 환자는 안심할 수 있다.

어느 병원에서 운영하는 주간 돌봄 센터에서도 직원이 꽃병의 꽃을 보면서

"나팔꽃이 핀 걸 보니 여름이네요."라고 말하면,

"나팔꽃이면…그러고보니 우리 애가 여름 방학에 학교에서 화분을 가져오곤 했는데…"

"맞아요, 우리 애도 방학 때는…"이라며 대화가 이어진다.

이처럼 자연스레 전해준 정보를 토대로 환자는 안심하고 대화를 즐길 수 있다. 그러나 '이 꽃이 뭔지 아세요?'라고 시험에 들게 하면 대화는 거기서 끝이 난다.

그러므로 만약 부모님이 당신을 알아보지 못하게 되었다면, '어머니, 난 딸인 아무개예요'라든가 '장남인 아무개예요'라고 자기소개부터 하는 것이 어떨까. 정보라는 이름의 안심을 부모님께 선물해드려 보자.

시간의 축이 비틀어진다

●●●●●

　이따금 진료실에서 20~30살 더 많은 어르신으로부터 '아버지'라고 불릴 때가 있다. 지남력 장애로 인해 지금이 '언제'인지 알지 못하게 된 환자가 머릿속의 어긋난 시간의 축 때문에 과거를 현재처럼 느끼기 때문이다.

　지금 내가 몇 살인지, 어느 시대에 살고 있는지 모르게 되는 것이다. 그렇게 되면 80세의 환자가 스무 살로 착각하는 경우도 생긴다. 20세로 돌아간 환자의 눈앞에 있는 50대 의사인 나는 아버지 세대처럼 보인다. 그래서 그만 아버지라고 생각하게 되는 것이다. 그럴 때마다 나는 '이런, 꽤 나이가 많은 아들이 생겨버렸네'하는 묘한 무게감을 느낀다.

　혹은 80세의 환자의 의식이 50대로 돌아가는 경우도 있다. 그런 상태에서 나이 든 부인을 보면 '이 할머니는 누구지? 나는 이런 사람을 모르는데'라고 놀라기도 한다. 어떤 남자 환자는 집으로 돌아오는 부인을 가리켜 '모르는 노파가 집으로 들어온다'며 소동을 벌인 일도 있다. 다행히 부인이 치매에 대해 잘 알고 있어 '무슨 소리예요! 내가 아내잖아요!'라며 서슴없이 집으로 들어섰다고 했다. 그러자 환자는 '그런가?'라며 순순히 수긍하며 소동은 일단락되었다.

앞서 말했듯이 상대방이 '아내'라는 정보를 주어서 환자가 안심을 했기 때문이다. 이는 모두 부인이 치매 환자의 증상에 대해 알고 있어서 잘 대처한 경우이다.

그러나 아무리 마음의 준비를 철저히 해도 대처하기 힘들 때도 있다. 어떤 여성 환자의 50대 아드님은 혼자서 방에서 자고 있는데, 80대의 어머니가 옷을 벗고 이불 속으로 들어왔다고 했다. 치매 어머니의 시간의 축이 50대로 돌아간 것이다. 그 때문에 지금은 이 세상에 없는 남편과 닮은 50대의 아들을 보고 남편으로 착각한 것이다. 그렇게 보자면 지극히 자연스러운 일이었다.

그러나 매우 놀란 아들은 자신도 모르게 "이게 무슨 짓이세요!"라고 불같이 화를 내며 어머니를 쫓아냈다고 했다. 누구라도 그럴 것이다.

"그때의 슬퍼하던 어머니 얼굴이 잊히지 않습니다."

아들은 깊이 후회했다. 어머니와 아들, 그 누구의 잘못도 아닌데 이런 상황이 생기고 만다. 이것이 치매의 비극이다. 이런 경우, 어머니가 그런 행동을 한 것은 시간의 축이 비틀렸기 때문이란 사실을 이해하는 것이 중요하다. 자식의 입장에서는 얼굴이 붉어지는 일이지만, 아버지와 어머니가 열렬히 사랑했던 때가 있었다고 생각해 드리자. 그러면 무겁던 마음도 조금은 가벼워지지 않을까?

간병 제도는 선택이 아니라 필수
● ● ● ● ●

스스로 할 수 있는 일이 점점 줄어드는 치매 환자의 시중을 드는 것은 결코 쉬운 일이 아니다. 게다가 치매 환자의 간호를 담당해야 하는 가족은 대체로 일생에서 가장 바쁜 나날을 보낼 시기이다. 남자라면 직장에서 중요한 직책을 맡고 있을 때이고, 여성도 육아와 일을 병행하는 경우가 많다. 심지어는 자녀가 수험생일 수도 있다. 그러므로 치매 환자의 간호에만 집중하는 것은 현실적으로 불가능하다. 그렇기에 꼭 당부하고픈 일이 있다. 무리하지 말고, 가능한 범위 내에서 간호하자.

치매에 걸리면서 자제력이 약해진 환자는 사람에 따라서 막무가내가 될 수도 있다. 환자의 무리한 요구에 일일이 대응하다 보면 간호하는 가족의 생활이 정상적으로 이루어질 수 없다.

그러므로 국가나 지방자치단체에서 운영 중인 데이케어서비스나 단기 간호 서비스를 적극적으로 이용하여 간호의 주체인 본인이 편해지는 것을 권한다.

때로는 간혹 환자가 시설 이용을 극단적으로 거부하는 경우도 있다. M씨(여성)는 80대에 치매가 발병했다. 그녀의 간호를 맡은 것은 60대의 따님이었다. 그러나 공교롭게도 60대 따님의 딸도 출산을 앞두고 있었다.

"출산이 걱정이라 그때만이라도 딸의 곁에 있어 주고 싶은데, 잠시만 간호 시설로 가시는 게 어때요?"

간병인인 딸은 조심스레 부탁했으나, 어머니는 단칼에 거절했다고 한다. 이유는 모르지만, '싫다, 절대 안 가!'라며 막무가내로 고집을 피웠다. 그때는 의사인 나도 매우 화가 나서 이렇게 말했다.

"왜 이렇게 쓸데없는 고집을 부리시는 겁니까! 따님도 어머님에게 일일이 허락받을 필요 없어요. 단기 간호시설은 자주 이용하시는 게 좋습니다."

의사의 명령(?) 때문에 M씨는 하는 수 없이 단기 간호시설에 들어갔고, 간병인인 따님은 손자가 무사히 태어나는 순간에 딸과 함께 있을 수 있었다.

간병 가족 중에는 '아버지가 싫다고 해서 하는 수 없이', '시어머니가 제가 없으면 화를 내세요'라며 본인의 소중한 시간이나 일과 취미 등을 완전히 포기하는 이들이 많다. 특히 주위에 간호를 대신해 줄 사람이 없는 주 간병인의 경우에 그렇게 되기 쉽다. 그러나 환자의 막무가내를 들어주기 위해 자신의 인생을 포기하는 것은 그만두어야 한다. 하나둘씩 포기하다 보면 무엇을 위해 살아가는지 모르게 되기 때문이다. 그런 가혹한 간호를 며느리 혼자에게 맡기거나, 자식 중의 한 사람에게만 떠넘기거나, 배우자 한 사람이 전담하게 하는 것은 절대로 피해야 한다.

핵가족화가 급속히 진행된 1920년대 이후에는 유감스럽게도 '누군가 한 사람이 희생하는 간병'이 지배적이었다. 과거 나의 어머니가 대부분 혼자서 시아버지를 돌봤던 것처럼 주간병인에게 지워진 부담이 지나치게 컸다.

그런 일이 없도록 정부(일본)는 2000년에 '개호(간호)보험 제도'를 시행했다. '개호 인정 심사'를 통과한 피보험자라면 누구나 단계에 맞는 개호 지원 서비스를 받을 수 있다. 저출산 때문에 고령화 사회에 꼭 필요한 훌륭한 제도이다.

그러므로 간병인은 이 제도를 적극적으로 활용해야 한다. 혹자는 '개호(간호)보험 제도란 누구보다 환자를 위한 것이기 때문에, 시설에 맡길 때는 환자의 의사가 제일 먼저 존중되어야 한다'고 주장하기도 하지만, 이는 치매 환자의 간호를 해본 적이 없는 이의 달콤한 상상에 지나지 않는다.

현실적으로 가장 우선적으로 존중받아야 할 사람은 환자의 생활을 지탱해 주는 가족이다. 도움을 받을 수 있는 제도가 있다면 적극적으로 이용하여 간병 가족이 웃을 수 있어야 한다. 그 웃음이야말로 언어를 이해할 수 없게 된 치매 환자를 도울 수 있는 유일한 방패이다.

즐거운 기분은 옆 사람에게 전염된다. 간호하는 가족이라고 즐거움을 포기해서는 안 된다. 초고령화가 진행된 사회에서 살아가는 우리는 새로운 시대에 맞는 간호를 시작해야만 한다.

집보다 전문 관리 시설이 도움이 된다

● ● ● ● ● ●

어르신을 돌보는 제도 중에 특히 인기가 높은 것이 '데이서 비스(한국에는 데이커어센터가 있다)'이다. '데이서비스'란 환자가 시설에 통원하면서, 여러 가지 간호와 돌봄 서비스를 받을 수 있는 시설을 말한다. 목욕이나 식사, 재활, 레크리에이션 등을 할 수 있으며, 시설에 따라 클럽 활동도 가능하다. 때로는 먼 곳으로 소풍을 가거나, 공원에서 꽃구경을 하거나, 극장에 가기도 한다.

이런 데이서비스는 간병 가족에게 인기가 좋다. 환자가 시설로 외출하는 동안에 마음 놓고 쉴 수가 있기 때문이다. 치매 간병인의 생활이란 그 끝이 보이지 않는 긴 싸움이기 때문에 이렇게 '한숨 돌릴 수 있는' 시간이야말로 힘든 일상을 계속해 나갈 수 있는 힘의 근간이 된다.

물론 이 서비스는 치매 환자 본인에게도 반응이 좋다. 앞서 말했듯이 간병 가족은 일생에서 가장 바쁜 시기를 보내는 경우가 많기 때문에 환자가 낮 동안 집에 혼자 방치되는 경우가 대부분이다. 누구도 말을 시키는 사람 없이 혼자 멍하니 있는 것은 뇌에도 좋지 않지만, 무엇보다 환자가 외로움을 느낀다.

"아무도 나에게 신경 쓰지 않아."

퇴직 후에 치매가 발병했던 할아버지가 내뱉으시던 혼잣말을 나는 지금도 기억한다. 당시 우리 집에는 할아버지와 아버지, 어머니와 누나, 그리고 나까지 다섯 사람이 살고 있었다. 그러나 아버지는 회사 일 때문에, 나와 누나는 학생이라서 낮에는 대부분 집에 없었다. 그리고 전업주부였던 어머니는 간병뿐 아니라 가사를 전담하고 있었기에 할아버지의 간호에만 매달릴 수가 없었다. 그때 이런 데이서비스가 있었더라면, 할아버지가 그렇게 외로워하시지는 않았겠지.

근처 내과 병원에서도 데이서비스를 운영하고 있는데, 이용 후 환자를 집으로 모셔다드릴 때마다 데이서비스에 다녀온 환자의 표정이 한결 밝아 보인다며 안도하는 가족이 매우 많다고 한다.

시설에 오면 직원과 여러 가지 대화를 하기도 하고, 동년배의 친구도 생긴다. 함께 식사를 하면서,

"오늘은 반찬이 맛있네.

"우리 집은 어제 손자 녀석이 와서…"

이렇게 앞뒤가 맞지 않는 대화를 나눌지언정 즐거운 수다를 떨 수도 있다. 이편이 집에서 벽을 보며 침묵하고 있는 것보다 뇌에 활기를 준다.

그뿐만 아니라 가족이 아닌 남의 시선을 의식해서 좋은 모습을 보이려고 노력하는 환자도 있는데, 이는 매우 중요한 일이다. 타인 앞에서 정신을 바짝 차리려고 노력하기 위해서 뇌도 긴장을 하기 때문이다. 환자 중에는 멋을 내기도 하고, 가족에게는 좀처럼 하지 않는 농담을 건네w로 웃는 이도 많다. 이런 즐거운 자극이 치매의 진행을 늦출 수 있다.

게다가 데이서비스에 가면 목욕이나 식사, 게임 등등 할 일이 많기 때문에 환자가 금세 피곤해진다. 각종 활동을 마치고 집으로 돌아가서 숙면을 취하게 되는데, 이는 데이서비스의 가장 큰 장점이기도 하다. 간병 가족을 제일 힘들게 하는 것은 끊임없이 되풀이되는 질문이나 심한 폭언이 아닌 수면 부족이다. 치매 환자의 이상 증상이나 억지도 간병인이 충분히 잘 수만 있다면 참고 넘어갈 수 있는 힘이 생긴다.

그런데 환자가 낮 동안에 혼자 집에 있으면 꾸벅꾸벅 조는 시간이 많아져서 밤에 잠을 자지 않는 경우가 많다. 그렇게 되면 밤에 가족을 깨우기 쉽다. 간병인의 수면 부족이 계속되면 더 이상 집에서 간호하는 것을 포기하게 된다. 따라서 환자가 사랑하는 가족과 조금이라도 더 오래 같이 생활하기 위해서라도 반드시 데이서비스를 잘 활용할 필요가 있다.

부모의 자존심을 섣불리 판단하지 말자

"데이서비스요? 과연 어떨지. 아버지가 워낙 자존심이 세시거든요…"

진료실에서 데이서비스를 권하면 이렇게 대답하는 가족도 있다. 특히 치매 환자가 남성일 때 그렇다.

이런 가족일수록 첫 진료에서

"저희 아버지 앞에서 '치매'나 '노망'이란 단어는 절대 사용하지 말아주세요…"라고 부탁하곤 한다.

부모님의 자존심이 상할까 지레 걱정하는 것이다.

그러나 정작 환자 본인은 치매라는 진단을 받아도,

"그렇군요. 저도 짐작은 하고 있었습니다." 라며 수긍하는 경우가 많다. 이런저런 신경을 쓰던 자식 입장에서는 오히려 머쓱해진다.

데이서비스도 마찬가지이다. 집에서는 엄격하고 말이 없던 아버지가 시설에서는 농담을 잘하는 익살꾼이 된다. 집에서 보이던 모습과는 달리 시설에서는 즐겁고 쾌활하게 행동하는 경우도 많다.

데이서비스의 직원에게 "아버님이 재밌으셔서 인기가 많으세요."라는 말을 들은 가족이 "늘 근엄하신 줄만 알았는데, 밖에서는 농담도 하시는구요."라며 놀라는 경우도 자주 있다.

"아버지의 자존심 때문에 괜한 신경을 썼네요."라며 허탈하게 쓴웃음을 짓는 가족을 심심찮게 본다.

자식이 부모의 '자존심'을 위해 섣불리 배려하는 것은 불필요한 일이다. '이런 곳이 있다는데 한번 가보시겠어요?'라고 가볍게 권해보자.

그런데도 데이서비스에 가지 않겠다며 고집을 부린다면, 케어 매니저에게 부탁하는 것도 방법이다. '케어매니저'란 개호 확인증을 받은 환자에게 어떤 서비스가 필요한지를 판단하여 적합한 시설과의 수속을 담당해 주는 사람을 말한다.

데이서비스를 이용할 때도 케어 매니저가 환자에게 맞는 곳을 찾아준다. 케어 매니저가 환자에게 데이서비스를 권하면, 그때까지 내켜 하지 않던 환자도 생각 외로 순순히 '그러면 한번 가볼까'라며 수긍하는 경우가 많다. 치매에 걸려도 사회성은 남아있기 때문에 가족에게는 '절대 가지 않겠다'고 억지를 부리던 환자도 케어 매니저 앞에서는 이성적이고 합리적인 사람처럼 행동하려고 한다. 그러니 곤란할 때에는 케어매니저에게 기대보자.

주간병인과 환자의 관계가 중요하다

●●●●●●

　간병인이 친자식인 경우에는 비교적 거림낌없이 부모에게 데이서비스에 가보라고 말할 수 있다. 특히 평소에 대화를 많이 나누던 딸과 어머니의 사이라면 다음과 같은 대화는 매우 일상적이다.

　"원장님, 딸이 밥을 주지 않아요."

　"무슨 소리예요? 엄마 노망 났나~ 금방 드시고, 까먹은 거잖아요. 남들이 오해하겠네."

　"누가 노망 났나! 큰일 날 소리를 하네. 원장님이 딸애한테 밥 좀 잘 챙겨주라고 말해주세요."

　"엄마! 정말 생사람 잡겠네."

　이처럼 피를 나눈 사람끼리만 편히 할 수 있는 말을 주고받으며 투덕거리는 모습을 보고 있자면, 피식 웃음이 나기도 한다. 어머니는 딸에게 마음에 있는 말을 여과 없이 내뱉고, 간호하는 딸도 지지 않고 말대답을 한다. 때때로 화를 내고, 어이가 없어 웃기도 하면서. 아마 집에서도 이렇게 사이좋게 싸우고 있으리라. 서로 하고 싶은 말을 참지 않고 쏟아내기 때문에 비교적 스트레스가 쌓이지 않는다.

그러나 간병인이 며느리라면 얘기는 달라진다. 고부 관계는 매우 까다로운 사이라서 진료실 안에서의 대화에도 긴장이 흐른다. 시부모가 환자인 경우에는 간병인이 며느리라는 점에 신경을 써서 '우리 집 며느리는 마음이 착해서 정말 잘해줍니다' 라며 밝게 말하지만, 어쩐지 눈은 웃고 있지 않다. 뒤에서 듣고 있는 며느리의 표정도 어둡기는 마찬가지다. '속으로는 그렇게 생각하지 않으면서 겉치레만…'이라고 생각하는 것일까?

이렇게 고부 관계에서는 속마음을 말하기가 힘들다. 간호만으로도 힘든데, 가슴 속의 말을 솔직히 말하지 못 하는 스트레스까지 쌓인다.

치매 환자의 간병과 간호는 환자의 배우자나 피를 나눈 자식이 주간병인이 되는 것이 가장 이상적이다. 부인에게 부모의 간호를 맡기고 있는 남성이라면 이런 사실을 명확히 인식하고 있어야 한다.

핵가족화의 영향으로 며느리가 무남독녀인 경우는 앞으로도 계속 늘어날 것이다. 그렇다면 부인의 부모님이 치매에 걸린 경우, 누가 간호해야 할까? 다른 자식이 없으니 부인이 돌봐야 할 것이다.

따라서 지금부터는 남성도 내 부모님은 내가 돌봐야 한다. 앞으로는 이처럼 각자의 집에서 자신의 부모를 간병하다가 필요한 일이 있으면 서로의 집을 찾는 방식에 익숙해져야 한다.

세
번
째
계
절

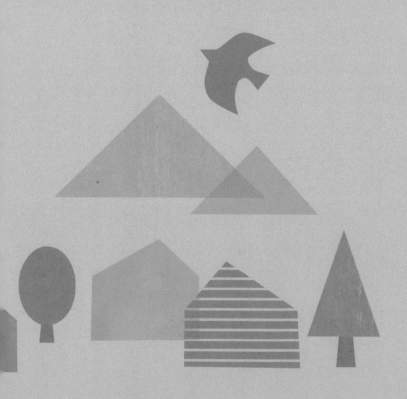

혼란의 가을 : 치매 중기

"어딜가서 바람을 피우다 온 거야!!!!"

"네…?"

폭언, 망상, 배회, 환각…

치매 특유의 이상 증상이 늘어나서 집안에 혼란의 폭풍이 휘몰아친다.

간병 가족에게 가장 괴로운 시기가 왔다.

가장 괴로운 시기는 2년이면 끝난다

●●●●●

"어머니가 자꾸 집 안에 모르는 아이가 있다고 하세요."

M씨와 같이 온 따님이 말했다. M씨는 미용실을 하던 90대의 여성 환자로, 몇 년 전부터 기억상실이 심해져서 병원에 다니기 시작했다.

"그렇습니까? 그런데 그런 아이가 실제로 있습니까?"

내가 묻자 따님은 한숨을 쉬며,

"그게 실은 아무도 없어요."라고 답했다.

"누가 그런 소리를 했다는 거야? 난 그런 적이 없어."

대화를 듣던 M씨는 펄쩍 뛰며 화를 냈다. 자신이 말했던 사실조차 잊어버린 것이다. 아무래도 M씨에게 치매의 '주변 증상' 중의 하나인 '환각'이 나타나기 시작한 듯했다.

'주변 증상'이란 중핵 증상이 진행되어 나타나는 증상이다. 중핵 증상은 뇌세포가 손상되어 기억력이나 관리 능력이 떨어지는 것을 말한다. 그 때문에 환자는 같은 얘기를 되풀이해서 말하거나, 물건을 찾아 자주 헤매곤 한다. 이런 중핵 증상은 치매 환자에게 공통되는 증상이다.

이에 비해 주변 증상은 환자가 처해진 환경에 따라서 나오는 증상이므로 사람에 따라 다르게 나타난다. 항상 돈에 쪼들렸던 사람이라면 돈에 대한 얘기만 하게 되거나, 현재가 불안한 환자라면 과거에 자신이 지냈던 안전한 장소로 돌아가기 위해 배회를 하게 된다, 그리고 자신의 생각을 말로 잘 표현할 수 없게 된 환자는 말 대신에 폭언이나 폭력을 휘두르게 된다. 어떤 정신상태가 반영된 결과인지는 모르지만, M씨처럼 환각을 보는 것 역시 자주 나타나는 주변 증상 중에 하나이다.

실제로 간병 가족을 가장 괴롭히는 것은 기억 상실 등의 중핵 증상이 아닌, 이러한 주변 증상이다. 중핵 증상인 기억 상실로 인해 같은 얘기를 몇 번이나 반복해서 듣는 것 역시 괴롭고 짜증 나는 일이지만, 실제로 그리 큰 피해를 끼치지는 않는다.

그러나 빈번하게 환각을 보고 소동을 일으키거나, 배회를 하느라 집을 나가거나, 폭언이나 폭행을 휘두르거나, 배변을 벽에 문질러 바르는 등의 주변 증상이 나타나기 시작하면 간병인은 환자에게서 한시도 눈을 뗄 수 없게 된다.

이런 상태가 언제까지 계속되는 걸까? 끝이 보이지 않는 고단한 간호 생활은 사람을 지치게 한다. 따라서 이 시기가 되면 환자를 시설에 입원시키는 것을 진지하게 고려하는 가족이 늘어난다.

주변 증상이 나타나기 시작한 환자의 가족에게 말해주고 싶은 것이 한 가지 있다. '주변 증상은 그냥 내버려 둬도, 반드시 1~2년 안에는 수그러든다'는 사실이다. 이것을 모르는 사람이 의외로 많다. 간호하는 사람에게 가장 괴로운 시기는 그리 오래 지속되지 않는다. 환자의 체력 저하와 함께 주변 증상도 점차 줄어든다. 이런 사실을 알고 있는 것만으로 간병의 괴로움은 한층 줄어든다.

그리고 한 가지 더 말하고 싶은 것은 '환자의 기분을 가라앉히는 약이 있다'는 사실이다. 주변 증상 중에서도 가장 괴로운 것은 환자가 시도 때도 없이 화를 내며 공격적이 되는 일이다. 치매 때문에 쉽게 화를 내는 일이 심해지면 약을 사용할 수 있다. 약을 복용한지 대략 2주가 지나면 이런 증상은 가라앉는다.

"악마에 씌운 것처럼 덤비던 어머니가 순식간에 온화해졌어요. 이 정도면 집에서도 충분히 간호할 수 있겠습니다."

고민 끝에 약을 복용한 후, 이렇게 말하는 가족이 많다.

주변 증상이 그리 오래 나타나지 않는다는 것과 화를 잘 내는 환자를 위한 약이 있다는 사실(약에 관해서는 뒤에 언급하겠다), 이 두 가지만 알아도 가족의 부담감은 크게 줄어든다. 치매 환자의 가족에게 아는 것(정보)이 바로 힘이다.

환각은 '들어주기'만 해도 가라앉는다

●●●●●

주변 증상 중의 하나인 '환각'은 지식만 있으면 간단히 대처할 수 있다.

환자 중에는 M씨처럼 '아이가 보인다'거나, '돌아가신 부모님이 오셨다', 혹은 '모르는 사람이 집에 있다'는 사람이 많다. 그 외에 특이한 환각을 보는 환자도 있다.

특히 환각을 잘 보는 것이 루이소체치매 환자인데, 내가 진료한 루이소체치매 환자 중에는 '작은 벌레가 우글거린다', '상자 안에 아기를 안고 있는 원숭이가 있다', '며느리가 지붕에 서 있다', '손등 위에 코끼리가 있다', '천장에서 누가 내려온다'라는 사람도 있었다. 상상도 못 할 괴기 영화의 한 장면처럼 말이다.

그런 환각을 보는 환자는 본인도 무섭겠지만, 가족까지 섬뜩해진다. M씨의 따님은 '아무도 없어요! 헛소리 그만하고 정신 차리세요!'라며 하루에도 몇 번씩 어머니를 윽박질렀다고 했다.

루이소체치매 환자 중에는 '이것은 환각이다'라는 사실을 알고 있는 경우도 있지만, 그 외의 치매 환자일 경우에는 주변 증상이 나타날 때쯤이면 '내가 이상한 걸지 몰라'라고 지각하는 능력이 떨어진다. 그런 환자에게 '아무것도 없어요', '정신 차리세요'라는 말해봤자 아무 소용이 없다.

그러면 어떻게 해야 하는 걸까? 나는 가족에게 '환자의 얘기에 관심을 가지고, 어떤 환각이 보이는지 잘 들어주세요'라고 부탁하고 싶다.

예를 들어, M씨처럼 '집에 모르는 아이가 있다'라고 말한다면, 다음처럼 대화를 이어가 보자.

"정말요? 몇 살처럼 보여요?"

"아주 어린 애야."

"그래요, 초등학생? 아니면 유치원생?"

"유치원생처럼 보이는데."

"그런데 그 애가 뭘 하고 있죠?"

"앉아서 티브이를 보고 있어."

치매 환자가 환각을 보고 있다는 사실만 알고 있으면, 가족역시 두려워하지 않고 이 정도의 맞장구를 쳐줄 수 있는 여유가생긴다.

실제로 딸이 '어머니, 뭐가 보여요?'라고 물으면, 환자는 자신의 말이 부정되는 것이 아니라 받아들여진다고 느낄 것이다.

지금까지는 아무도 없다며 부정당할 때마다 '절대 아니'라며 펄쩍 화를 냈다고 했다. 그런데 이야기를 듣고 대화를 이어가자, 어머님이 변했다고 따님이 말했다.

"이야기를 들어드리는 것만으로 어머니의 마음이 가라앉는 것 같아요. 기분 좋게 대화를 나누다가 차라도 한잔 마시게 되면, 어느새 환각은 잊어버리세요."

환각은 내버려 두고 이야기를 들어주는 것만으로 쉽게 사그라든다. 환각이 이렇게 쉽사리 사라진다는 사실에 따님은 안심한 듯했다.

환각을 보고 있는 환자의 이야기를 들어주는 포인트는 '상대의 이야기에 관심을 가지고 듣는' 것이다. 치매 간호의 현장에서는 '환각을 보고 있는 상대의 이야기에 맞춰주자'라는 말을 자주 하는데, '이야기를 맞춰준다'는 것은 어떤 뜻일까?

'네, 네. 거기 뭐가 있네요'라며 적당히 맞장구를 쳐주는 것이 아니라, 환자와 같은 눈높이에서 대화를 나누자는 것이다. 그러기 위해서는 환자가 보고 있는 것이 무엇인지 알 필요가 있다. 그러므로 '이 환자에게 무엇이 보일까?'에 관심을 가지고, '무엇이 보이세요?'라고 구체적으로 묻는 자세가 필요하다.

만약 이상한 것이 보여서 환자를 괴롭히고 있다면 같이 힘을 합쳐 쫓아내는 시늉을 해줘야 한다.

'빵 속에 벌레가 있어서 먹을 수가 없다'며 무서워한다면, '그럼 다른 빵을 드릴게요'라며 빵을 바꿔드리자. '천장에서 사람이 내려와서 무섭다'면 '그럼 다른 방으로 가시죠. 그 동안 제가 그 사람을 쫓아낼게요'라고 맞장구를 쳐드려 보자. 이야기를 맞춘다는 것은 이런 일이다.

머릿속에 보이는 영상을 수정할 수 없는 환자를 고치려고 하지 말고, 그 현실에 함께 따라가 대처해 보자. 그것만으로 환자를 안심시킬 수 있다.

'도둑'이라는 훈장

●●●●●

이야기를 들어주는 것만으로 해결되지 않는 것이 바로 '도둑맞았다는 망상'이다. '도둑맞았다는 망상'이란 치매의 주변 증상으로 나타나는 '망상'의 한 종류로, 지갑이나 통장 등의 금전을 도둑맞았다는 착각에 빠지는 것을 말한다.

　돈을 관리하는 능력에 자신이 없어진 환자는 소중한 것일수록 도둑맞지 않기 위해 자주 숨기는 장소를 바꾸곤 한다. 그러나 숨겼다는 사실조차 잊어버린 채, 누군가가 훔쳐갔다는 착각에 빠진다. 그 결과, 마침내 곁에 있는 가족을 향해 '네가 내 돈을 훔쳐갔지!'라며 몰아붙이게 되는 것이다.

　가족이 통장이나 지갑을 찾아 갖다주어도,

　"네가 훔쳐놓고 찾은 척하며 가져온 거지!"

　"우리 집에 도둑이 살고 있다니!"라며 의심을 거두지 않는다.

　누명을 쓴 가족 중에는 "할머니가 숨겨뒀다는 사실을 잊어버린 거잖아요."라며 어떻게든 설명하려는 이도 있다. 그러나 유감스럽게도 이런 설명은 아무 소용이 없다.

　앞서 말했듯이 이 시기의 환자는 자신이 틀릴 수 있다는 가능성을 알아차리지 못한다. 논리적으로 이해하기가 힘들어졌기 때문에, 설명을 들어도 혼란에 빠질 뿐이다. 따라서 설명을 들으면 들을수록 화를 내기 쉽다. 아무래도 젊은 시절 돈 때문에 힘들었던 사람일수록 돈에 집착해 도둑맞았다는 망상이 나타날 확률이 높다.

　"곁에서 돌봐드리며 고생하는 저한테 도둑 누명까지 씌우시

다니 억울합니다."

W씨의 며느님은 지친 표정으로 말했다. 90대의 W씨는 남편과 같이 농사를 지었다고 한다. 원래는 온화하고 너그러운 분이셨지만, 몇 년 전부터 기억 상실 증상이 심해졌다. '며느리가 내 통장을 훔쳐갔다', '멋대로 통장에서 연금을 꺼내고 있다'라는 억지를 쓰기 시작했다. 이윽고 이웃에도 소문을 내고 다녔다.

물론 그런 일을 한 적이 없는 며느님은

"제가 왜 그런 짓을 하겠어요?"

"어머니가 통장을 자주 잃어버리셔서, 아들에게 맡겨 관리하고 있잖아요." 라고 말해도

치매 환자인 시어머니는 "거짓말하지 마!"라며 화를 낸다고 했다.

아이러니하게도 이럴 때 도둑으로 몰리는 이는 늘 환자를 제일 가까이에서 간호하는 간병 가족이다. 대개는 딸이거나 맏며느리일 경우가 많다. 누구보다 열심히 애를 쓰고 있는데 억울한 의심까지 받으면, 안 그래도 힘든 간병 생활이 더욱 괴로워진다.

이럴 때 나는 '네가 내 돈을 훔쳐갔지!'라는 말을 '나는 당신이 없으면 안 됩니다'의 반어법이라고 생각하라고 충고하고 싶다.

환자는 여러 가지 일을 하지 못하게 되는 자신이 무척 불안

하다. 그래서 제일 가까이에 있는 사람, 가장 크게 의지하는 사람에게 항상 신경을 곤두세우고 있다. 한 사람밖에 보이지 않기 때문에 기쁜 일도, 불안한 일도, 주위에서 벌어지는 일 전부를 그 사람과 연관 지어서 생각할 수밖에 없는 것이다. 따라서 물건이 없어진 것도 '네가 훔쳐갔다'고 생각하는 것이리라.

다시 말해, '도둑으로 몰리는 것'은 간병인의 훈장인 셈이다. 받는다고 해서 절대 기쁘지 않은 훈장이지만 말이다(쓴웃음). 어쩌면 머리가 아닌 어딘가에서 본능적으로 '누구보다도 신세를 지고 있는 것은 이 사람이다'라는 사실을 환자도 알고 있는 것이 아닐까?

그래서 나는 '도둑맞았다는 망상'이 나타나기 전에 환자의 주 간병인이 되는 사람에게 '환자의 곁에서 주로 간호하는 사람은 누구입니까? 당신은 앞으로 반드시 도둑으로 몰리게 될 것입니다'라고 경고해 준다.

"원장님, 정말로 저더러 도둑이라고 그러셨어요!"

때로는 진료실에 들어서자마자 웃으며 이렇게 보고해 오는 가족도 있다.

미리 알고만 있다면 도둑이라는 말을 들었을 때의 충격도 완화되고, '정말 그러네'라며 가볍게 다른 이에게 말할 수도 있다.

치매 환자를 간호하는 것이 얼마나 힘든지 알아주는 상대에게 '이런 억울한 일이 있었어요'라고 고백할 수 있다면, 그것만으로도 간병인의 마음은 가벼워진다.

이미 '도둑맞았다는 망상'이 나타난 환자의 주 간병인에게는 이러한 이야기를 해주며, '당신이 곁에서 가장 애쓰고 있다는 것은 누구보다도 환자가 잘 알고 있다'는 사실을 알려준다. 간병에 최선을 다하고 있는 자신의 진심이 환자에게 전해지지 않는다고 느끼면 맥이 빠질 수밖에 없지만, 절대 그럴 리가 없다.

그러니 '네가 내 돈을 훔쳐갔지!'라는 말을 들었다면, 본인의 노력에 자신을 가지길 바란다. '도둑'이라는 훈장은 간병인의 노력이 환자에게 닿았다는 증거이므로, 가끔은 한숨 돌리는 시간을 가지며 간병 생활에 지치지 않게 자신을 북돋아 주도록 하자.

질투망상에 진실 고백은 금물

●●●●●

치매 환자의 망상의 대상이 되는 이는 대개 늘 곁에서 신세를 많이 지고 있는 사람이다. 즉, 환자의 배우자가 그 망상의 대상이 되는 일이 자주 있다. 아내, 혹은 남편이 가장 애를 먹는 것이 바로 '질투망상'이다. 질투망상이란 환자가 배우자의 바람을 의심하는 것을 말한다. 자신이 쇠약해지고 있다는 자각이 '배우자가 날 버릴지 모른다'는 불안을 낳고, 마침내는 질투망상으로까지 발전한다.

K씨와 같이 방문한 부인은 이 질투망상으로 곤란을 겪고 있었다. K씨는 80대의 혈관성 치매 중기 환자였다. 80대의 부인과 2인 가족으로, 환자는 주로 부인이 돌보고 있었다.

그런 부인이 가라앉은 목소리로 말했다.

"남편의 오해가 점점 심해져요. 지난번에는 30분쯤 장을 보고 왔는데, '어떤 놈이랑 불장난을 하다 왔냐!'며 진심으로 화를 내지 뭐예요."

불장난이라니…이 얼마나 오래된 표현인가.

질투망상에 빠진 남편이 불같이 화를 내기 때문에, 부인은 더는 장을 보러 가지 못하게 됐다고 한탄했다. 더욱이 이웃과 잠시 인사만 나눠도 '바람을 피운다'며 화를 내기 때문에 이웃과의 가벼운 수다도 불가능해졌다. 외출도 못 하고, 잠깐의 수다도 떨지 못하게 된 부인의 스트레스는 상상 이상이리라.

배우자에게 질투망상을 품는 것은 여자도 마찬가지이다. 아내가 '남편이 바람을 피우고 있다'고 화를 낸다며 병원을 찾아오는 경우도 있다. 남편은 물론 '절대 그렇지 않다'라고 부인하지만, 부인이 끈질기게 의심하고 화를 내므로, '지금은 절대 아니야, 옛날에는 핀 적이 있지만…'이라며 과거의 실수를 고백하기도 한다.

내 임상경험으로 볼 때 이것만은 절대 해서는 안 되는 실수이다. 남편이 과거의 바람을 고백하면, '뭐라고요? 전에 바람피운 적이 있다고요? 누구랑? 어떻게요?'라며 부인의 의식이 갑자기 또렷해지기도 한다. 어찌 된 영문인지 남편의 부정에 관해서만은 그때까지 의식을 희미하게 만들던 안개도 순식간에 걷히는 모양이다. 이렇게 되면 일은 걷잡을 수 없이 악화된다. 과거의 실수를 일일이 캐내어 평생 원망하는 부인도 많다.

그러니 남편들은 질투망상에 빠진 아내를 위해서도 절대로 진실을 고백해서는 안 된다. 이는 어디까지나 거짓말을 하라는 것이 아니라… 말하면 할수록 구차한 핑곗거리 같으니까, 이 얘기는 이쯤에서 그만두는 것이 좋을 것 같다(쓴웃음).

주변 증상은 약으로 억누를 수 있다

●●●●●●

도둑맞았다는 망상이나 질투망상도 한두 번 정도라면 참고 넘어갈 수 있다. 문제는 이런 망상이 계속 반복된다는 점이다.

더구나 이런 증상은 치매 특유의 노여움을 동반한다. 환자 중에는 불같이 화를 내며 달려드는 사람도 있다. 폭언뿐 아니라, 폭력을 쓰거나 물건을 던지기도 한다. 망상 증상이 시작된 환자의 가족은 점점 더 지쳐간다.

"망상은 바로잡을 수 있는 것이 아니기 때문에, 그냥 내버려 둘 수밖에 없습니다"

라며 사태를 방치하는 가족도 있지만, 그 때문에 비극에 이르는 경우도 종종 있다.

부인의 질투망상이 점점 더 심해져서, 간호하던 남편이 아내에게 골프채를 휘두른 사건도 있었다. 질투망상이 형사사건으로까지 번진 것이다.

가족이라 할지라도, 병 때문이라는 사실을 알아도, 끝까지 참아내기란 쉽지 않다. 결국 지친 가족은 환자를 간병시설에 입원시키는 것을 고려하게 된다.

이 시기의 환자 가족에게 꼭 알려주고 싶은 것이 있는데, 주변 증상의 70~80%는 약으로 조절이 가능하다는 사실이다. 이를 위한 약이 '메만틴정'이다. 메만틴을 사용한 후, 환자의 환각이나 망상, 역정에 지친 가족들로부터 '선생님, 부모님이 정말 온화해지셨어요'라는 감사 인사를 받는 경우가 많아졌다.

C씨(80대, 여성)와 가족도 메만틴정의 도움을 받았다. 그녀는 중증의 알츠하이머 환자로 병원에 처음 내원했을 때 이미 '도둑맞았다는 망상'이 강하게 나타나고 있었다. 그 때문에 거의 매일, '네가 내 돈을 훔쳤지!', '이 나이를 먹고서 가족한테 도둑이나 맞다니, 한심해서 죽고 싶다'며 울부짖곤 했다.

피해는 주 간병인인 며느리뿐 아니라, 아들, 손자, 손녀에까지 이르렀다. 처음에는 아니라고 부정하던 가족들도 결국 그럴 힘마저 잃어버리고 말았다. 간병 부담이 한계에 이르러 화도 나지 않을 지경까지 감정이 매말라버린 것이다.

지칠 대로 지친 아드님이 진료실에서

"간병을 하며 눈물이 말라버렸습니다. 이제 어머니가 돌아가셔도 울지 않을 거 같습니다. 제발 장례식장에서 흘릴 눈물이라도 남아있게 도와주십쇼."

라며 고백했다. 간병 가족의 절규였다.

그래서 나는 치매 억제제인 메만틴정을 처방했다.

치매 진행 억제제를 크게 나누면 다음과 같다. 첫째는 기분이 가라앉고 의욕이 사라지는 상태를 개선하여, 환자를 건강하게 만드는 엑셀 계열의 약이다. 다른 한 가지는 활력이 지나치거나 화내기 쉬운 상태를 완화시켜서 환자를 안정시키는 브레이크 계열의 약이다.

사실 의사 중에도 이런 차이를 모르는 사람의 많다. 그래서 흥분하기 쉬운 환자에게 엑셀 계열의 약(아리셉트, 레미닐피알, 리바스티그민패치)을 처방하는 경우도 있다. 이는 불이 난 집에 기름을 끼얹는 격으로 환자의 분노나 공격성을 더욱 악화시킨다.

나는 C씨에게는 브레이크 계열의 메만틴정을 처방하고, 2주간 지켜보았다. 2주 후에 환자와 같이 병원을 방문한 아드님 부부는

"믿을 수가 없습니다. 매일 불같이 화를 내던 어머니가 온순해지셨어요."

라며 눈물을 훔쳤다.

"어머니가 옛날처럼 온화해지셨습니다."

"이 정도라면 집에서 간호할 수 있겠어요. 정말 감사드립니다."

C씨의 가족은 안도하며 기뻐했다.

그 뒤 얼마 지나지 않아 C씨는 노령으로 인한 심부전증으로 입원했다. 그리고 '마지막은 집에서 보내드리고 싶다'는 아드님 부부의 바람대로 집으로 돌아간지 3일 후에 세상을 떠나셨다. 아드님 부부와 손자의 곁에서 편안히 눈을 감으셨다고 한다. 가족들은 슬픔에 눈물을 흘렸다.

가끔은 '약을 쓰는 것은 부모님의 인격을 바꾸는 것 같아서 싫습니다'라며 약의 처방을 꺼리는 가족도 있다. 하지만 나는 이에 반대한다. 왜냐하면 이 시기에 메만틴정을 쓰면 환자의 남겨진 인생뿐 아니라, 지금까지 걸어온 인생도 지킬 수 있다고 믿기 때문이다.

C씨처럼 치매로 망상 증상이 심해지거나 격노하기 시작하면, 과거에 아무리 온화했던 사람이라도 가족에게 '매우 힘겨운

사람'이나 '진저리나는 사람'으로 변모하기 쉽다. '매우 좋은 사람이었다'며 애정을 가지고 진심으로 슬퍼하던 가족이 치매에 걸린 후 폭언을 일삼고, 난폭해진 환자에 지쳐 간병을 포기하는 경우를 많이 보았다.

그런 상태까지 가기를 부모님이 진심으로 바라실까? 절대 그렇지 않을 것이다. 체중을 수시로 측량하여 필요한 최소량의 약을 복용하면, 부작용을 최소한으로 줄일 수 있다. 그러므로 환자 자신을 위해서도 약을 적절하게 사용할 것을 강력히 권한다.

이상성욕은 퇴소의 원인이 되기도

환자의 공격성을 억제하는 메만틴정을 복용하면 저하되는 주변 증상이 한 가지 더 있다. 바로 '이상성욕'이다.

"남편의 성욕이 강해져서 고민입니다."

Y(80대, 남성) 씨의 부인이 조심스레 고백했다. 알츠하이머 형 치매에 걸린 남편이 아침이나 낮에도 성관계를 요구해 와서 애를 먹고 있다는 것이다. 불행히도 요부척추관협착증을 앓고 있는 부인은 '더 이상 관계하는 것은 불가능한데, 어떻게 하면 좋을까요?'라고 고민을 털어놓았다.

이럴 때도 메만틴정이 도움이 된다. 약을 복용한지 4주 정도가 지나자, Y씨의 이상성욕이 줄어들었다. 본인도 인생 마지막에 '밝히는 영감탱이'란 낯부끄러운 소리를 듣고 싶지는 않았을 것이다. 이처럼 환자 본인의 존엄성을 지키기 위해서도 약을 사용한 적극적인 대처는 꼭 필요하다.

사실 이런 이상성욕은 간병 현장에서 큰 문제가 되기도 한다. 남성 환자가 힘으로 간병인을 제압하면 주위 사람이 이를 말리기에 애를 먹는 경우가 종종 생긴다. 유감스럽게도 그 때문에 그만두게 되는 여성 간병인도 적지 않다.

환자가 여성인 경우에는 힘이 세지 않아 그리 큰 문제가 되지는 않는다. 그러나 이상성욕의 여성 환자가 갑자기 사타구니를 만졌을 때는 남자인 나조차 비명을 지르고 말았다. 사람이란 자신도 모르는 사이에 중요 부위에 타인의 손이 닿으면, 남녀를 불문하고 본능적으로 질겁하고 만다.

간병시설에 입원한 환자에게 이상성욕이 생기면 강제로 퇴소당하는 경우도 생긴다. 이상 성욕의 환자는 간병인뿐 아니라 같이 입원하고 있는 다른 환자에게도 집착한다. 그러므로 같은 시설에 있는 다른 환자의 가족들이 안전을 걱정해 퇴소시켜 줄 것을 강력히 요구하기 때문이다. 게다가 이상성욕이 원인으로 퇴소한 환자는 어디서든 같은 행동을 할 가능성이 크다. 따라서 다른 시설에서도 입원이 거절된다.

개인적으로 이상성욕으로 퇴소당하는 환자 중에 일부는 시설의 직원이나 의사의 태만 때문이라고 생각한다. 여기서 말하는 '태만'이란 이상성욕을 제어할 수 있는 약이 있다는 것을 모른 채, 약을 복용해 보기도 전에 무조건 퇴소를 결정해 버리는 것을 말한다.

이상성욕이 나타나기 전에는 본래 조용하고 친절한 사람이었을지 모른다. 반드시 그럴 가능성을 고려해 치료해 보기를 바란다.

'귀소 본능'은 집으로
돌아가고 싶은 것이 아니다

●●●●●●

"그동안 신세가 많았습니다. 이제 그만 돌아가고 싶습니다"

중증의 알츠하이머 환자인 Z씨(80대,여성)는 짐을 챙겨 집에서 나서며 이렇게 말했다. 치매 환자에게 자주 보이는 주변 증상의 한 가지인 '귀가 본능'이 나타난 것이다. 최근 들어 귀가 본능이 심해지면서 자주 집을 나가기 때문에 가족이 애를 먹고 있다고 했다.

"본인 집에 있는데도 '친정으로 돌아가겠다'고 하세요. 어머니가 태어나고 자란 시골집을 말하는 건가 하고 모시고 간 적도 있는데, 그것도 아닌 것 같아요. 거기서도 '집에 가겠다'며 또 대문을 나서셨거든요."

동거 중인 따님이 말했다.

귀소 본능이 나타나는 여자 환자의 경우, 대개 절반은 Z씨처럼 '친정에 가고 싶다'고 말한다. 그러나 아무래도 진짜 친정에 가고 싶은 것은 아닌 듯하다.

이 시기의 환자는 시간의 축이 비틀어진 경우가 많아서, 의식이 10대나 20대, 혹은 30, 40대의 젊은 시절로 돌아가 있다. '친정에 가고 싶다'는 환자의 경우, 아무래도 환자의 어머니가 살아있는 때까지 시간의 축이 기울어진 경우가 많다.

다시 말해 환자가 '돌아가고 싶은' 것은 그 시기의 친정을 가리킨다. 무의식중에 자신을 지켜주던 어머니가 계시던 시간으로 돌아가고 싶어 하는 것이다. 여러 가지 일을 이해할 수 없게 된 자신이 불안해서, 나를 지켜줄 수 있는 어머니를 무의식적으로 찾게 되는지도 모른다.

'아이들 밥을 해야 해서, 이제 그만 가볼게요'라고 말하는 여성 환자도 상당수 있다. 내가 협력 의사로 근무하는 도키 시의 그룹홈에서도 저녁이 되면 '애들 도시락을 싸야 해서 집에 가겠다'고 하는 환자가 많다. 아마도 환자의 시간의 축이 자식이 성인이 되기 전으로 돌아가 있기 때문이리라.

아직 학생인 자식의 시중을 들기 위해, 그리고 남편을 돌보기 위해, 사람에 따라서는 밖에서 일하던 때의 자신으로 돌아간 이도 있다. 매일매일 잠 잘 시간도 부족할 만큼 바빴던 시기였으리라. 당시는 '왜 이렇게 나만 바쁜 걸까?'라며 투덜거렸을지도 모른다. 그러나 바쁘다는 것은 그만큼 모든 사람에게 없어서는 안 됐던, 충만하던 때이기도 하다.

환자가 그런 시기로 돌아갔다는 것은 어쩌면 누군가의 시중이 필요해진 자신에게 자신감을 잃어버렸다는 뜻은 아닐까? 그래서 자신이 누군가의 도움이 됐던 시절로 돌아가고 싶어 하는 것일지도 모른다.

한편, 남성은 어떨까? 남성의 경우에는 '오늘은 중요한 거래가 있으니까 다녀올게'라며 외출하려는 환자가 많다. 회사에서 열심히 일하며 부인과 자식을 부양하던, 힘들지만 충만하던 시절로 돌아가려는 것이리라. 소중한 사람을 위해 일하는 것이야말로 가장 큰 기쁨이자 보람이기 때문이다.

때때로 불안하고 무력감에 빠지는 환자의 감정이 안심할 수 있고, 충만하던 그때로 시간의 축을 비트는 것이다. 환자가 이렇듯 시간을 되돌려 안도감을 찾고자 한다면, 자식이 어른이 되어 부모님의 어리광을 받아주도록 해보자.

혹은 반대로 환자가 누군가의 도움이 되려 한다면, 간단한 일을 부탁하는 것도 좋다. 치매에 걸리면 간단한 요리도 순서를 잊어버리는 경우가 많다. 우엉조림을 만들기 위해서 어떤 채소를 잘라야 하는지, 채를 친 후에 어떻게 해야 하는지 머릿속이 하얘지는 것이다. 그러나 '우엉을 깨끗이 씻어주세요'든가, '채 썰어주세요' 등의 구체적인 작업은 얼마든지 가능하다.

환자의 귀소 본능이 가라앉을 때까지 시간이 걸리더라도 부모님의 어리광을 받아주거나, 반대로 어리광을 부려보자. 자식이 이렇게 대처하면 환자도 안심할 수 있다.

그룹홈의 효과

환자에게 귀소 본능이나 배회가 나타나기 시작하면 집에서 간병하기가 힘들어진다. 밖으로 나가려는 환자를 24시간 감시할 수는 없기 때문이다. 쉽게 잠에서 깨는 고령의 환자는 한밤중에도 집을 나가려고 하므로 간병 가족은 숙면을 취하기도 힘들어진다. 간호하는 가족의 인원이 적다면 거의 전원이 수면 부족 상태가 되기 쉽다. 따라서 이 시기가 되면 가족은 환자의 시설 입소를 진지하게 생각하게 된다.

그러나 가족 중에는 '집에서 모시는 편이 부모님이 행복할 것이다'라는 생각으로 입소를 망설이는 사람도 적지 않다. 소중한 부모님이기에 되도록 집에서 돌봐드리고 싶은 것도 당연하다. 그러나 배회 증상이 심해지면 현실적으로 집에서 환자를 간병하는 것이 힘들어진다. 그리고 집에서 돌보는 편이 반드시 환자가 더 행복하다고도 할 수 없다. 내가 이런 사실을 깨달은 것은 그룹홈에서 지내는 환자들을 만났을 때였다.

'그룹홈'이란 고령의 치매 환자들이 전문 스텝의 도움을 받으며, 5~9인의 소규모 공동체에서 생활하는 시설을 말한다. 이곳에는 65세 이상의 치매 환자나 개호보험에서 2~5급까지의 인정을 받은 사람, 집단생활이 가능한 환자들이 입소할 수 있다.

그룹홈에서는 환자가 상주 직원의 도움을 받아 가능한 일을 스스로 해나간다. 자립적인 일상생활을 보내며, 치매의 진행을 늦추는 것이 그 목표이다.

나는 정기적으로 그룹홈으로 진료를 나가는데, 그곳에서 만나는 환자들은 병원에서와는 매우 다르다. 대부분의 환자가 온화하고 여유롭다. 언제나 웃음이 넘치며, 매우 사랑스럽기까지 하다. 그룹홈에는 천천히 흐르는 시간과 안심할 수 있는 특유의 분위기가 있다. 바쁘고 쫓기는 외래 진료실과는 달리, 그곳에 가면 안정이 된다. 돌아갈 때는 '조금 더 있고 싶은데…'라는 마음이 들 정도이다.

그룹홈의 분위기가 편안함을 주는 이유는 아마도 서두르는 사람이 없기 때문일 것이다. 입소한 환자는 물론이거니와 생활을 보조하는 직원도 환자의 속도에 맞춰 서두르지 않는다.

만약 환자의 집이라면 어떨까? 간병인은 가사와 직장, 자식의 양육 때문에 정신없이 바쁠 것이다. 젊은 사람은 해야 할 일이 늘 쌓여있기 때문이다. 따라서 가족은 생각대로 되지 않는 환자 때문에 초조해지고, 환자는 환자 나름대로 그런 분위기를 읽어 더욱 험악해지기 쉽다. 치매 환자와 가족이 원만하게 지내지 못하는 것은 시간이 흐르는 속도가 서로 다르기 때문이다.

더욱이 몹시 바쁜 가족에 비해 할 일이 아무것도 없거나, 할 수 없게 된 치매 환자는 무기력해지거나 고독에 빠지기 쉽다. 그러나 그룹홈에는 온통 나와 비슷한 처지의 '할 수 없게 된 사람들'이 대부분이다. 그러므로 분발하려 애쓰지 않고 편안히 있을 수 있다. 누구도 초조해하지 않는 데는 그럴만한 이유가 있는 법이다. 그리고 그룹홈에서는 서로 비슷한 속도로 생활하기 때문에 마음에 맞는 친구를 사귈 수도 한다.

또한 사람은 무의식중에 약한 존재를 지키려는 본능이 있기에 자신보다 상태가 나쁜 사람을 보면 자연스럽게 도우려고 한다. 화장실의 위치를 까먹어 곤란해하는 동료를 보면 '저 사람이 화장실에 가고 싶은가 본데 데려가주세요'라며 직원에게 알려주는 사람도 생기고, 밖으로 나가려는 이에게 '잠깐 차라도 마실까요?'라며 밖에 나가는 것을 막아주는 사람도 생긴다. 이처럼 다른 사람의 시중을 들면서 의욕을 되찾은 환자 중에는 그룹홈에 들어가기 전보다 의식이 또렷해지는 이도 적지 않다.

그러므로 주변 증상이 나타난 환자의 행복을 생각해서라도 그룹홈이라는 선택이 반드시 나쁜 것만은 아니다.

건강하던 때의 부모님이라면 자식에게 폐를 끼치면서까지 동거를 고집하지는 않을 것이다. 환자를 시설에 보낼지 여부를 고민하는 가족이라면 이러한 면이 있다는 것도 생각해 보기를 바란다.

간병은 혼자가 아닌 여럿이서
● ● ● ● ●

배우자가 치매에 걸리면 '자식에게만은 폐를 끼치고 싶지 않다'는 생각에 나이 든 부부 둘이서만 해결하려고 하는 경우가 있다. 혹은 치매에 걸린 부모님의 시중을 다른 형제자매에게 의지하지 않고, 오롯이 혼자서 감당하려는 사람도 있다.

'남에게 신세를 지고 싶지 않으니, 가능한 한 나 혼자 힘으로 감당하리라'는 마음도 이해는 한다. 그러나 이러한 행동이 오히려 더 큰 혼란의 씨앗이 되기도 한다.

어느 날 아드님, 따님과 같이 진찰실로 방문한 O씨(알츠하이머 환자, 70대,여)의 경우가 그랬다. 환자의 간호를 전담하던 80대의 배우자가 갑작스러운 심장 발작으로 세상을 떠나셨다. 따로 살던 자식들은 아버지의 상중에 '집에 가겠다'며 고집을 부리는 어머니를 말리며, 치매가 상당히 진행되었다는 사실에 놀랐다고 한다.

"아버지는 '네 엄마의 건망증이 심해졌지만, 아직은 내가 건강하니까 혼자 돌보겠다'고 하셨어요. 아마 자식에게 폐를 끼치기 싫어서 그러셨겠죠. 그래서 어머니의 상태가 이렇게까지 나빠진 줄은 꿈에도 몰랐어요. 이제 어떻게 하면 좋을까요?"

두 사람은 진찰실에서 한탄했다. 지금까지 치매 환자인 어머니와 따로 살았던 탓에 앞으로 무엇을 어떻게 해야 할지 전혀 모르는 상태였다.

이처럼 홀로 환자의 간병을 담당하던 간병인이 세상을 뜨면,

뒤에 남겨진 가족이 몹시 곤란해지는 경우가 많다. 모든 일이 그러하듯이 '주위에 폐를 끼치고 싶지 않다'는 생각에 혼자서 문제를 껴안고 견디면, 그 사람이 없어졌을 때 남겨진 가족은 처음부터 시작해야만 한다. 그렇게 되면 사태를 파악하는 데만도 긴 시간이 걸리고, 그동안 문제는 더 심각해질 수밖에 없다.

물론 이 경우에 가장 문제가 되는 것은 환자이다. 안정적인 거주지도 정해지지 않은 채, 적당한 치료나 간병을 받지 못해 병세가 더욱 악화된다. 그리고 갑자기 간병을 시작하게 된 가족 역시 당황할 수밖에 없다. 이렇게 되면 '폐를 끼치기 싫어서 혼자 애쓰던' 간병인의 노력은 오히려 다른 가족에게 더 큰 피해를 준다.

예로부터 우리는 남에게 폐를 끼치지 않도록 교육을 받아왔지만, 이는 다시 말하면 '폐를 끼쳐도 괜찮은 것이 바로 가족'이란 말의 반어법이 아닐까?

사람은 나이가 들면 누구나 주위 사람에게 의지하게 되기 마련이다. 어차피 그래야만 한다면, 일찍부터 가족에게 의지하고 신세를 지는 편이 간병을 하는 가족에게도 이롭다. 상담할 수 있는 가족이나 친척이 없는 사람은 케어 매니저를 통해 간병인을 소개받아야 한다.

저출산의 여파로 자식이 한 명뿐인 치매 환자가 늘고 있다. 정년퇴직 후에 아들이 혼자서 간병하는 경우도 적지 않다. 특히 남성의 경우, 업무가 아닌 개인적인 일로 남에게 상담하는 일이 익숙하지 않기 때문에 모든 일을 혼자 짊어지고 간병하려는 경향이 있다. 그리하여 심각한 우울증에 걸리는 간병인이 많다.

치매 환자의 간호는 혼자나 둘이서는 절대 무리다. 이 사실을 꼭 명심하자.

'부부 모두 치매'인 경우가
오히려 잘 굴러갈 수도

●●●●●

초고령화 사회에 진입한 일본의 경우, 나이 든 부부가 모두 치매 환자인 가정도 늘고 있다. 일반적으로 '부부가 모두 치매일 경우 더욱 큰일'이라고 여겨지기 쉽지만, 실제로는 의외로 잘 굴러가기도 한다.

K씨 부부는 모두 80대의 중증 알츠하이머 형 치매 환자이다. 부부가 모두 환자인 경우에는 대부분 같은 수준의 치매 증상이 나타나기 쉬운데, 두 사람 역시 그랬다. 외동인 따님은 다른 지방에서 시어머니의 간병을 하고 있어서 친정에 자주 올 수가 없었다. 그 때문에 부부는 간병인의 도움을 받으며 둘이서 생활하고 있다.

이따금 K씨의 집을 방문해 보면, 여유 있고 온화한 분위기에 맘에 편해지곤 한다. 치매 환자인 노부부의 다소 우스꽝스러운 행동을 보면서 미소를 지었던 적이 한두 번이 아니다. 최근 방문했을 때는 간병인이 준비해둔 식사를 마친 흔적이 식탁 위에 역력한데도,

"여보, 우리 아직 저녁 식사를 안 했죠?"

"그런가? 아직 안 먹었으면 얼른 먹어야지."

라며 같이 냉장고를 열고 저녁거리를 찾는 것이 아닌가.

혹은 남편이

"아까는 마누라가 화장실이 급하다고 해서, 요강 대신에 양동이를 가져다주는데…"

라고 하자, 부인이

"영감이 물이 가득 든 양동이를 들고 오다가 넘쳐서 닦느라

고 한참 걸렸지 뭐유."

라며 불평하는 일도 있었다.

이처럼 투덜대면서도 큰 어려움 없이 환자끼리 생활하는 것이 가능하다. 비슷한 치매 증상으로 투덕거리면서, 서로에게 화를 내지 않고 자연스럽게 부족한 점을 채워주며 맞춰가는 것이다.

만약 부부 중 한 명만 치매 환자였다면, 간병하는 쪽에 부담이 편중되어 금세 분위기가 살벌해졌으리라. 역시 비슷한 정도의 신세를 주고받는 편이 정신적으로 좋은 일인가 보다.

이렇게 건망증이 심해지는 치매 환자의 경우, 혼자보다 둘이 원만하게 생활하는 경우가 있다. 물론 간병인 등의 외부의 도움을 빌린다는 전제하에 말이다.

그렇지만 치매가 더 진행되고 노화에 따른 신체적 제약도 늘어나면, 둘이서만 생활하는 것이 불가능해지는 시기가 오기 마련이다. 그러므로 자녀는 정기적으로 부모님의 상태를 살피어 도움을 청해야 하는 시기를 잘 판단해야만 한다.

어느새 집안이 쓰레기 천지로

●●●●●

오랜만에 본가를 방문했더니 집이 쓰레기로 가득 차 있었다. 이렇게 부모의 치매를 깨닫는 경우도 적지 않다.

80대의 T씨(여성)는 중증의 알츠하이머 형 치매 진단을 받았다. 떨어져 살던 따님이 1년 만에 친정을 방문하니 집안에 쌓아 둔 세제나 각종 주방용품, 본 적이 없던 식기나 잡동사니로 발 디딜 틈이 없었다고 한다.

"어머니는 원래 깔끔하고 부지런해서, 집안에 티끌 하나 없곤 했어요. 그런데 작년에 아버지가 돌아가시고 나서부터 조금 이상해지시는가 했는데…"

그러던 어머니가 넘치는 쓰레기 더미 속에서 멍하니 앉아있었다고 한다.

이처럼 치매가 심해지면 판단력이 저하되고, 무엇을 버려야 할지 모르게 되어 정리 정돈이 어려워지는 경우가 많다. 개중에는 자제력이 저하되고 수집벽이 강해지는 경우도 생겨서, 쓰레기장에서 쓰레기를 주워 모으는 환자도 있다.

T씨는 남편을 잃은 상실감에 더해, 홀로 생활하며 보는 눈이

없어지자 '깨끗하게 해야 하는' 긴장감을 잃어버렸다. 이 두 가지 요소가 합쳐져 치매의 진행에 박차를 가했고, 순식간에 집안이 쓰레기장으로 변해버렸다.

게다가 '자식에게 폐를 끼치지 않으려는 성격'이 상황을 더 악화시켰을 가능성도 높다. '내 일은 가능한 한 자식에게도 신세 지지 말고 나 혼자서 해결하자'는 성향의 부모일수록 정리 정돈이나 쓰레기 처리 같은 사소한 부탁을 하기 힘들어한다.

그러므로 부모님과 떨어져 살면서 자주 방문하기 힘들다면, 자주 전화를 걸어 목소리를 들려 드리는 것만으로도 부모님에게 생기를 줄 수 있다. 자식이 부모에게 기울이는 관심이야말로 치매의 진행을 막는 최고의 예방약이다.

목욕을 하지 않아도, 잠을 자지 않아도 OK

· · · · · ·

주변 증상이 나타날 즈음이면 목욕을 싫어하는 환자도 늘어난다. 원래 씻는 걸 좋아하던 사람이라도 귀찮아하기 쉽다. 옷을 벗고, 몸을 씻고, 머리를 감고, 물기를 닦고, 머리를 말리는 하나하나의 동작이 어려워지기 때문이다.

나도 과거에는 '가능하면 매일 목욕을 시키도록 하자'고 권유했으나, 실행해 보니 매일 목욕하는 것에 대한 환자의 거부가 강해서, 하루걸러 한 번 정도로 만족하고 있다.

그러나 치매 환자의 가족 중에는 '아버지가 전혀 씻으려고 하지 않는다'며 곤혹해 하는 사람도 많다. 하루만 씻지 않아도 찝찝해하는 가족에게 이는 큰 문제다.

이럴 때 나는 조언한다.

"목욕을 안 해도 괜찮습니다. 내버려 두십쇼."

나이가 들면 젊었을 때와는 달리 땀이나 피지가 별로 나오지 않는다. 따라서 매일 씻지 않아도 악취가 나지는 않는다. 우리 병원에 오는 환자 중에는 최장 2년간 목욕을 거부한 환자도 있었다. 그러나 가족이 말하기 전까지는 환자가 2년이나 씻지 않았다는 사실을 알아차리지 못했다. 물론 냄새도 전혀 나지 않았다.

그러나 옷이나 속옷은 쉽게 더러워지기 때문에, 옷을 갈아입지 않을 때는 악취가 난다. 수개월 동안 계속 같은 옷을 입고 오는 환자가 있었는데, 이 경우에는 냄새 때문에 무척 곤란했다. 그러므로 환자가 씻는 것을 싫어한다면, 속옷을 자주 갈아입히고 가끔 수건으로 몸을 닦는 정도만 해도 괜찮다.

3개월 동안 전혀 씻지 않던 환자가 어느 날 갑자기 문득 생각난 듯 목욕을 마치고, '아, 개운하다'라며 목욕탕에서 나온 경우도 있었다.

그러므로 이 문제에 관해서는 신경질적으로 반응하지 말고, 환자에게 억지로 시키지 않는 편이 좋다. 환자나 가족에게 큰 피해가 없는 한 내버려 두는 것이 낫다.

이와 비슷하게 '잠을 자지 않는 것'도 내버려 두는 것이 해결책이다.

"어머니가 밤새 일어난 계신 것 같아요. 수면제라도 써야 할까요?"

환자의 가족이 걱정스레 물었다.

"어머니가 밤새 깨어있어서 다른 사람이 잠을 잘 수가 없습니까?"

"아니오, 그렇지는 않습니다. 그렇지만, 잠을 못 주무시면 건강에 나쁘지 않을까요?"

대개의 가족은 환자의 수면 부족을 걱정한다.

그러나 고령의 환자는 4~5시간만 자도 충분하고, 낮잠을 자는 경우도 많다. 그러므로 환자의 수면 부족은 크게 걱정할 필요가 없다.

그래서 나는 이런 방법을 제시한다.

"가족들이 충분히 잘 수 있고 환자가 배회하거나 이상한 것만 먹지 않는다면, 이대로 상황을 지켜보는 것도 괜찮습니다"

이 단계에서 쓸데없이 수면제를 쓰면 환자가 발을 헛디디거나 계단에서 넘어질 위험성이 높아진다. 또한 섬망이 강하게 나타나 치매가 악화될 수도 있기에 수면제의 사용은 가급적 피하는 것이 바람직하다.

그러므로 환자가 위험한 행동을 하지 않고, 간병인의 수면을 방해하지 않는다면 그냥 내버려 두어도 좋다. 그러나 환자가 밤에 위험한 행동을 해서 가족이 잠을 잘 수 없게 되었다면 주치의에게 상담해 보자.

주위를 질리게 하는 환자 vs 인기가 높은 환자

●●●●●

주변 증상이 나타나기 시작한 환자는 의도치 않게 주위 사람을 곤란하게 만든다. 그럼에도 의료관계자들 사이에서 환영받는 환자도 있는데, 바로 예의바른 사람이다.

D씨(70대, 남성)는 중증의 혈관성 치매 환자였다. 집안에서는 폭언을 일삼고 자식이나 손자에게 불같이 화를 낸다고 한다. 그러나 진찰실이나 간병시설에 있을 때는 예의 바르게 인사를 하곤 했다.

진찰실에 들어서면 언제나

"잘 부탁드립니다."

그리고 진찰이 끝나면

"신세 많았습니다."

라고 말한다.

치매에 걸리면 이런 간단한 인사치레도 잊어버리는 환자가 많다. 그러나 D씨처럼 기억하는 사람도 있는데, 아마 어릴 때부터 인사에 대한 가정교육을 철저히 받아왔기 때문이리라. '세 살 버릇이 여든까지 간다'는 속담처럼 어린 시절에 익힌 예의범절이 몸에 배어, 치매에 걸린 후에도 남아있는 것이다. 그 때문에 철저한 가정교육을 받은 사람은 치매 환자가 된 후에도 어딘가 품격이 있다.

W씨는 80대의 여성으로 알츠하이머 형 치매 환자이다. 혼자서 옷을 입기가 힘들어져 때때로 색이나 계절에 맞지 않는 옷을 입고 외출한다. 그러나 옷을 입은 매무새만은 무척 단정해서 머리카락 한 올 흐트러짐이 없다. 자세 역시 반듯하고 우아하다.

"요즘 같은 장수 시대일수록 어릴 때 익힌 기본기가 중요하구나."

D씨나 W씨를 보면서 새삼 감탄하곤 한다.

그러나 이 두 분과는 달리 무척 유감스러운 80대 이상의 남성 환자들도 있다. 그들의 특징을 한마디로 말하자면 '고집불통 막무가내'란 점이다.

예를 들어, 간호사가 체중을 재야 한다고 말해도 도통 말을 듣지 않는다. 약을 먹어야 한다고 해도 거부하기 일쑤다. 너무 막무가내라 솔직히 같은 남자로서 창피하기도 하다. 유감스럽게도 이런 환자는 간병시설에서도 환영받지 못한다.

게다가 이런 종류의 남성 환자는 식사, 옷 입기, 청소, 세탁, 가사 등의 일상생활도 혼자서 할 수 없는 경우가 대부분이다. 하나부터 열까지 부인의 시중을 받았던 탓이다. 80대 이상의 대다수 남성 환자가 이렇게 된 데에는 남존여비 사상이 주류였던 시대의 탓도 있으리라.

한편 여성은 '아내는 남편을 내조하며, 현모양처로 가사에 힘쓰고, 가정을 지켜야 한다'는 교육을 받으며 자라나, 아무리 독불장군인 남편이라도 참고 견디는 습관이 몸에 배어있다.

시대의 제약이라고는 하지만, 이러한 과거의 교육이 현재의 치매 간호를 어렵게 하는 측면이 많다. 이러한 교육은 앞으로 반드시 바꿔야만 한다.

남편을 잊어버리는 부인, 부인을 잊지 못하는 남편

● ● ● ● ●

현재 80대 이상의 남성 대부분은 부인의 희생과 봉사에 익숙해져 있다. 그 때문에 남성 치매 환자의 경우, 세상을 떠난 부인을 언제까지고 찾는 경우가 많다. 아마도 부인이 부지런히 남편의 시중을 들어왔기 때문이리라.

예를 들어, 남편이 '등이 간지러워 잠을 잘 수가 없다'고 하면, 부인이 밤새도록 잠도 자지 않고 등을 긁어준다. 며칠 연속으로 밤을 새워도 불평 한마디가 없다.

사람은 그 정도로 극진히 자신을 보살펴준 배우자를 아무래도 마지막까지 잊을 수 없는 모양이다. 치매에 걸리면 여러 가지를 잊어버리지만, 자신을 돌봐준 소중한 상대만은 마지막까지 잊지 않고 기억한다.

그러나 남편을 찾는 아내는 거의 본 적이 없다. 아무래도 아내는 남편에게 그 정도로 집착하지는 않는다. 부인의 시중을 들며 바지런히 봉사해 준 남편이 드물기 때문이다.

그래서인지 남편이 먼저 세상을 떠난 아내 중에 많은 사람이 날개를 얻은 듯 활기차진다. 우리 병원에 외래로 다니는 여성 환자 중에는 '과부회'의 회원이 많은데, 남편을 떠나보낸 미망인들이 정기적으로 모여서 차를 마시면서 모임을 가진다. 수다와 웃음이 끊이질 않아 몹시 즐겁다고 한다. 항상 신경을 쓰며 시중을 들던 남편에게서 해방되어 자유로워졌기 때문일까?

그건 그렇고, 나는 몇 년 전에 상한 굴을 먹은 적이 있다. 그

날 밤, 계속되는 토사곽란으로 몇 번이나 화장실로 기어가야 했다. 그런데 아내는 한 번도 깨지 않고 옆에서 코를 골며 자고 있는 것이 아닌가! 아무래도 내가 치매에 걸리면 아내에 대해서는 잊어버릴 것 같다.

그렇지만 그것도 괜찮다. 서로의 수면 시간을 갉아먹으면서까지 돌보고 봉사하지 않으면 어떤가. 지금은 그래도 괜찮은 행복한 시대이다.

앞으로는 내연관계의 시대?

요즘 들어 초혼의 배우자와 사별한 후에 다른 파트너와 살고 있는 환자가 늘고 있다. 상속 문제도 있고 해서, 그중 많은 커플이 결혼하지 않은 내연관계로 지내고 있다.

결혼만 하지 않았을 뿐 부부가 사는 것과 다를 바가 없다. 어느 한쪽이 치매에 걸리면 자식이 아니라 파트너가 간병하는 경우도 많다.

한 남성 환자는 부인이 세상을 떠난 후에 내연의 여성과 지내고 있었다. 전처와의 사이에 자식이 2명 있었는데, 둘 다 결혼하여 따로따로 살았다고 한다. 각자의 가정이 있었기에 치매에 걸린 환자의 시중은 모두 내연관계인 파트너 여성이 들었다. 남성이 세상을 뜰 때까지 늘 곁에서 간호하며, 오랜 부부처럼 헌신했다. 병원의 직원들도 '저렇게 지극정성일 수가'라며 감탄할 정도였다.

그러나 그녀는 남성의 사후에 아무것도 받지 못한 채, 살던 집에서 쫓겨났다. 자식들이 '결혼하지 않았으니 남'이라며, 그때까지 아버지의 간호를 하던 여성을 매몰차게 쫓아냈다고 한다. 골치 아픈 법률적인 문제를 적당히 미뤄둔 채 지냈기 때문에 이런 지경에 이른 것이다.

그러므로 내연관계로 지내는 고령자 커플이라면 소중한 상대를 위해서도, '이 정도의 돈과 살 곳은 남겨준다'라는 유언을 문서로 남겨두기를 바란다. 어느 정도 치매가 진행된 후에는 법률적인 문장을 쓸 수 없게 되므로, 될 수 있는 한 빠른 시일 내에 작성해 두기를 권한다.

만약 유언이 없더라도 동거했다는 사실이 증명되면, 내연관계라도 유족 연금을 받을 수 있는 경우도 있다. 이때에는 일본 연금기관에 내연관계를 증명할 수 있는 자료를 제출하여 인정을 받아야 한다. 여기서 말하는 자료란 건강보험의 부양인이었음을 증명하는 건강보험 피보험자증이나, 동거했던 집 주소로 받은 우편물, 내연관계의 상대가 상주였다는 장례식의 부고장 등이다.

이때 국가나 지자체에 신청해서 받은 '동거 증명서'가 있으면, 유족 연금의 신청이 통과되기 쉽다. 그러니 혼인 신고를 하지 않고 살고 있다면 이러한 증명서를 미리 받아놓는 편이 좋다.

일본 같은 초고령화 사회에서는 앞으로 점점 사실혼인 상태로 마지막을 맞는 커플이 늘어날 것이다. 그때 남겨진 상대를 위해서라도 확실히 준비를 해두자. 이는 치매 환자인 본인의 책임이다.

네 번째 계절

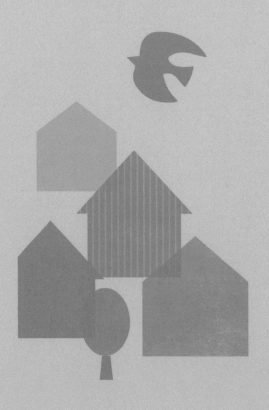

결단의 겨울 : 치매 말기, 중증

"화장실은 어디지?"

영감, 조금만 참아요."

요실금이나 배변 실수가 나타나고 마침내 환자는 하루 종일

멍하니 벽만 바라본다.

인생의 마지막을 맞이하는 고요한 기색이 가까워져 온다.

만사에 관심이 없어지고,
일상생활의 대부분에 간호가 필요하다

●●●●●

마침내 치매 환자의 최후는 어떻게 되는 걸까?

생각 외로 많은 간병 가족이 이에 대해 상상하지 않는다. 그 전 단계에서 일어나는 증상(폭언이나 도둑맞았다는 망상, 배회 등등)에 대해 듣는 순간 머릿속이 공포로 가득 차서, 그 뒤에 벌어지는 일까지 생각할 여유가 없어지기 때문이다.

"아무리 공격적인 환자라도 마지막이 되면 각종 증상이 가라앉아 하루 종일 멍하니 있게 됩니다. 그 뒤에는 차차 음식을 먹지 않게 되고, 조용히 죽음을 맞이하게 됩니다."

이런 설명을 들으면 가족은 자신도 모르게 안심한다. 간호 생활의 끝이 어렴풋이 보여 오기 때문이리라.

치매 말기가 되면 지금까지 현저했던 환자의 기억장애는 점점 눈에 띄지 않게 된다. 병세의 진행과 더불어 의욕이 저하되고, 사물에 관한 관심이 줄어들기 때문이다. 그 때문에 같은 이야기를 몇 번씩 반복하거나 되묻는 일도 줄어든다. 환자가 이야기 자체를 하려 들지 않기 때문에 기억장애가 눈에 띄지 않게 되는 것이다.

만사에 관심이 줄어들기에 가족에게도 관심을 보이지 않는다. 말을 걸어도 건성으로 대답할 뿐, 멍하니 있는 일이 잦아진다. 그렇게 대화를 하는 일 자체가 어려워진다.

이 단계에 이르면 신체적인 간호도 필요해진다. 환자 혼자서는 걷는 것도 불편해져서 이동에도 부축이 필요하다. 이렇게 되면 화장실에 가거나 목욕하는 데도 간병이 필요하다. 마침내는 식도 근육도 굳어져서 음식을 넘기기 힘들어하는 삼킴 장애까지 나타난다. 그 결과 오연성 폐렴(음식물에 붙은 세균이 음식물과 함께 기관이나 폐에 들어가 일으키는 폐렴)으로 고생하는 환자도 많다.

그리하여 마침내는 거의 대부분의 시간을 침대 위에서 보내게 된다. 이때 연명 처치를 하지 않으면, 마치 초의 심지가 서서히 작아지다가 꺼지는 것처럼 환자는 조용하고 편안히 눈을 감는다.

언제까지 집에서 생활할 수 있을까?

●●●●●

'가능한 한 오래 집에서 모시고 싶다'고 생각하는 가족이 꽤 많다. 익숙한 집에서 가족과 함께 지내는 편이 환자가 안심할 것이라고 여기기 때문이다.

그렇지만 간호에 대한 부담이 한계를 넘어서는데도 무리해서 참고 계속하려는 것만은 말리고 싶다.

90대의 H씨(여성)는 말기 알츠하이머 형 치매 환자이다. 최근에는 귀소 본능과 배회도 잦아들어 집에서 멍하니 지내는 시간이 늘었지만, 혼자 힘으로는 보행이나 식사도 힘들어져서 간병인이 필요해졌다. 그녀를 혼자서 돌보는 것은 외동 따님이다.

낮에 직장으로 출근해야 하는 따님은 낮에는 되도록 데이서비스에 다니게 하고, 밤부터 다음 날 아침까지 식사와 화장실의 시중을 들고 있다.

그런데 밤이 되면 H씨가 따님을 자주 깨운다고 한다. 그래서 따님은 한 두 시간 간격으로 어머니의 화장실 시중을 들거나, 잠이 오지 않는 어머니의 이야기 상대를 해주거나, 밖으로 나가고 싶어 하는 어머니를 부축해서 심야 산보를 다녀야 했다. 그 때문에 수면의 질이 극도로 나빠졌고, 오랜만에 진찰실에서 보는 그녀의 낯빛은 몹시 어두웠다.

"이제 집에서 돌보는 것은 한계라고 생각합니다만, 어머니를 시설에 입원시키는 것에 관해 생각해 보는 것이 어떻겠습니까?"

내가 묻자, 따님은 이렇게 대답했다.

"그렇지만, 아버지가 일찍 돌아가시고 어머니 혼자서 저를 키워주셨어요. 그래서 되도록 오래 집에서 돌봐드리고 싶습니다."

헌신적으로 자신을 키워준 어머니에 대한 효심에서 우러나온 대답이었다.

"그렇지만 이미 할 만큼 하셨습니다. 그보다 건강하셨을 때의 어머니가 지금의 따님을 보신다면 걱정하지 않으실까요?"

나는 그녀에게 되물었다. 그러나 그녀는 어머니의 얼굴을 쳐다보며 끝내 입원을 주저했다.

이럴 때 가장 먼저 생각해야 할 것이 각 가정의 '간호력'이다. 언제까지 환자를 집에서 간병할 수 있는가는 바로 이 '간호력'에 달려있기 때문이다.

간호력의 판단 기준은 몇 가지가 있지만, 가장 중요한 것은 '간병인의 수'이다. 간병인이 많을수록 간호력은 높아지고, 적을수록 낮아진다.

그중에서도 간호력이 높은 경우는 일을 하지 않고 있는 배우자가 있거나, 동거하거나 근처에 살아서 간호에 도움을 받을 수 있는 딸이 여러 명 있는 가족이다. 이런 집에서는 딸들이 주 간병인인 배우자를 자주 교대해 주면서 원활히 간호 생활을 이어갈 수 있다. 적극적으로 관여하는 인원이 많기 때문에 비교적 오래 집에서 간호하는 것이 가능하다. 다만 자식이 여럿이어도 아들이라면 그다지 도움이 되지 않는다. 이 시기의 아들은 직장 일에 바빠 집에 거의 없기 때문이다.

H씨의 따님처럼 간병인이 한 사람인 경우에는 간호력이 현저히 떨어진다. 한 명뿐인 간병인이 쓰러지면 그걸로 끝이기 때문이다. 결국 H씨의 따님에게는 의사로서 강제 입소를 명령할 수밖에 없었다.

이와 비슷한 상황에 빠진 가정이라면 반드시 환자의 입소를 고려해야 한다.

특히 환자의 간병을 고령의 배우자 혼자 담당하고 있다면 각별한 주의가 필요하다. 이 경우, 떨어져 생활하는 자식은 '어머니가 계시니까 괜찮겠지' 또는 '아버지가 곁에 계시니까'라며 안심하기 쉽다. 이렇게 안심하며 환자의 배우자가 무리하고 있다는 사실을 간과해 버린다.

그러므로 떨어져 사는 자식은 반드시 '만약 환자가 혼자 산다면?'이라고 상상해 보길 바란다. 환자가 혼자서 화장실에 갈 수 있는가? 스스로 식사할 수 있는가? 예상치 못한 사고가 생겼을 때 남에게 도움을 청할 수 있는가? 이에 대단 대답이 'No'라면 24시간 누군가가 곁에 있지 않으면 안 된다는 뜻이다. 이 시점에서 입원을 고려해야 한다.

데이서비스에 다니면 입소를 늦출 수 있다

•••••

간병인이 1~2명밖에 없는 가정은 이른 단계에서 환자의 입소를 검토하는 편이 좋다. 다만 환자의 협력 정도에 따라서는 비교적 오래 집에서 간호하는 것도 불가능하지는 않다. 이 경우의 협력이란 환자가 데이서비스를 어느 정도 이용해 주는가 하는 것이다.

예를 들어 환자가 일주일에 6번 데이서비스에 다닌다면, 가족은 그동안 직장에 나가거나 휴식을 취할 수 있다. 그러면 비교적 정상적인 생활이 가능하다.

그런데 환자 중에는 데이서비스에 다니는 것을 거부하는 사람도 있다.

80대의 R씨가 그랬다. 아침에 데이서비스의 차가 올 때쯤이 되면, 거의 매일 '배가 아프다'거나 '기분이 안 좋다'며 이부자리에서 뭉그적거렸다. 마치 유치원이나 학교에 가는 것을 싫어하는 어린아이처럼 떼를 썼다.

"어머니가 데이서비스에 다니시면 좋을 텐데, 이렇게 싫어하시니 억지로 보낼 수도 없고…"

R씨의 가족이 한탄했다.

이처럼 환자가 거부하면 가족은 데이서비스에 환자를 맡기는 것을 망설이게 된다. 그러나 여기서 주저하면 안 된다. 데이서비스에 다니는 것은 가족을 위해서이기도 하지만, 무엇보다도 환자를 위해서이다. 데이서비스에 다니며 여러 사람을 만나면 적당한 자극을 받을 수 있다. 따라서 신체나 뇌도 집에 있을 때보다 훨씬 활기차진다. 또한 기분 전환도 되므로 처음에 거부하던 환자도 갈수록 기분이 좋아져서 귀가하는 경우가 많다.

그리고 무엇보다 간호 가족이 일상생활을 영위하며 경제활동을 할 수 있어야 환자의 생활도 지킬 수가 있다. 그러므로 '환자를 위해서'라도 마음을 굳게 먹고 데이서비스에 다니도록 해야 한다. 환자도 가족의 일원이므로 원만한 가정생활을 위해서 반드시 협력받자.

몸무게 40킬로그램의 벽

이즈음이 되면 고령의 환자 대부분이 몸무게가 줄어든다. 근육량이 줄어들기 때문이다. 이때 가장 신경 써야 할 것이 약의 양이다.

일반적으로 약의 적정량은 몸무게 40킬로그램을 경계로 바뀐다. 예를 들어 15세 이하에는 소아용 약을 처방받는다. 그러나 성장이 빨라 체중이 40킬로그램이 넘어가면, 성인과 같은 양의 약을 처방한다. 그 때문에 소아청소년과에는 반드시 체중계가 갖춰져 있고, 진찰 전에 몸무게를 재야만 한다.

반대로 성인이라도 몸무게가 40킬로그램 밑으로 떨어지면 약의 양을 줄여야 한다. 그렇지 않으면 부작용이 생기기 쉽다. 따라서 우리 병원에는 치매 관련 병원으로서는 보기 드물게 진찰실에 체중계를 두고 있다. 40킬로그램 미만처럼 보이는 환자의 몸무게를 새로 재기 위해서이다.

흔히 '40킬로그램도 나가지 않는다면 체구가 무척 작겠구나'라고 생각하지만, 마른 체구의 고령 여성의 대부분이 40킬로그램 이하이다. 내가 '체중이 얼마입니까?'라고 물으면, 대부분 10~20년 전의 기억으로 '48킬로그램입니다'라고 답하는데, 실제로 재어보면 38킬로그램인 경우가 자주 있다.

치매 약뿐 아니라 감기약이나 항생제도 40킬로그램 이하가 되면 복용량을 줄여야 한다. 그러므로 '요즘 어머니가 살이 많이 빠진 것 같다'는 생각이 든다면, 의사에게 약의 양에 대해 상담할 것을 권한다.

만약 고령의 부모님이 식사를 거의 못 해, 체중이 극단적으로 줄었다면, 의사에게 '라코르 배합 경장영양제(오오츠카 제약·이하 라코르)'의 처방을 부탁하는 것이 좋다. 라코르는 의료용 유동식의 한 종류로 몸에 필요한 당질과 단백질, 지질, 전해질, 비타민 등을 균형적으로 포함하고 있어서, 일반적인 식품보다 적은 양으로 높은 에너지를 섭취할 수 있다.

라코르를 최우선으로 섭취하면 필요한 영양소를 충분히 섭취할 수 있어서, 식사 때 좋아하는 음식만 먹어도 괜찮다. 간병인은 영양 균형을 신경 쓰지 않고 환자가 좋아하는 음식을 만들면 되므로 간병하는 부담이 훨씬 줄어든다.

옛날에는 이런 상태의 환자에게 죽을 급여했다. 그러나 죽이나 미음에는 탄수화물밖에 없어서 결국에는 저단백혈증이 오고, 오줌량이 줄어들면서 임종을 맞게 된다. 어떤 의미에서는 이것이 자연스러운 현상이다.

그러나 라코르를 섭취하면 영양 면에서 완벽하기 때문에 몇 개월이 지나면 환자의 머리카락도 검게 되고, 체중도 늘어난다. 머리숱이 많아지는 환자도 있다. 이는 현장에서 일하는 의료종사자라면 모두 동의하는 바이다.

배변 실수가 치명타

●●●●●

MMSE검사(mini mental state examination)의 결과가 15점 미만(30점 만점)이 되면, 환자는 전혀 예상하지 못하는 행동을 하기도 한다. 예를 들어 개 사료나 비누 등의 먹어서는 안 되는 것을 입에 넣는 '이식 증상'도 그 하나이다. 우리 병원에 다니는 환자 중에는 붕대를 통째로 삼키거나, 술을 전혀 마시지 못하던 사람이 폭음을 하는 경우도 있었다. 두 가지 모두 상당히 위험한 상황이다.

그 외에도 요리를 하지 않던 사람이 한밤중에 쌀을 씻고, 감자채를 써는 등의 행동을 하기도 한다. 망상이나 배회와는 전혀 다른 의미에서 환자에게서 눈을 뗄 수 없게 되니, 가족은 24시간 긴장할 수밖에 없다.

이 중에서도 인내심이 강하던 가족조차 더는 견딜 수가 없어 '더 이상 집에서 간호할 수 없다'며 포기하게 만드는 것이 배변 실수이다.

M(80대,여성) 씨는 아드님 부부와 동거하고 있는 말기 알츠하이머 형 치매 환자였다. 배회 등의 증상은 거의 가라앉았지만, 최근들어 화장실까지 참지 못하고 오줌 실수를 하는 일이 늘었다.

"어머님이 화장실이 어디 있는지 잊어버리셨나 봐요."

M씨의 며느님이 말했다. 지남력 장애(시간, 장소, 환경 따위를 정확하게 파악하는 능력이 없는 일)가 심해지면 집안에서도 길을 잃기 때문에 화장실을 찾는 사이에 오줌을 참지 못하는 일이 생긴다. 실내나 복도에 오줌을 질질 흘리며 걸어가는 환자를 발견하면, 마침내 가족들도 '이제 더는 무리…'라며 손을 들게 된다.

간병 가족에게 더욱 두려운 것은 환자가 더러워진 속옷을 옷장 서랍이나 이불 속에 숨기는 일이다. 말기 치매 환자는 더러워진 옷을 빨아야 한다거나 세탁하는 방법을 잊어버린다. 그러나 '배변 실수를 누군가가 알면 부끄럽다'는 수치심만은 남아있어서, 일단 남이 볼 수 없는 곳으로 치워버리는 것이다.

그렇게 되면 방 안에서 불쾌한 냄새가 나기 시작하고, 냄새가 나지 않더라도 또 다른 곳에 숨겨진 것이 있을지 모른다는 공포감에 가족들이 진저리 친다.

병세가 더 악화되면 환자에게서 위생 관념이 사라진다. 마침내는 똥이 더럽다는 인식도 없어져서, 똥을 가지고 놀거나 벽에 바르기도 한다. 영화 〈황홀한 사람(도요타 사부로 감독)〉에는 치매 노인이 벽에 똥을 바르는 처연한 장면이 나오는데, 이는 전혀 과장이 아니다.

어느 날 아침, 잠에서 깬 가족이 환자가 복도에 벗어 놓은 기저귀와 화장실 벽에 바른 똥을 목격한다. 그러면 지금까지 간신히 견뎌내고 있던 인내의 끈이 끊어지고 마는 것이다. M씨 역시 얼마 지나지 않아 그런 현상이 나타났다. 그리고 아드님 부부는 어머니를 시설에 입소시키기로 결정했다.

입원을 결정하는 것은 누구?

환자의 입소를 최종적으로 결정하는 것은 가족 중 누구일까? 나는 주 간병인이어야 한다고 생각한다. 그러나 현실적으로는 결정권을 쥔 사람은 환자의 배우자이거나, 시중을 들고 있는 친자식이다. 실제로 불평 한마디 없이 간병 생활을 견디고 있는 며느리에게는 결정권이 없다.

S씨의 가족 구성은 치매에 걸린 S씨(80대,여성)와 아드님과 며느님, 그리고 초등학생인 손주 2명까지 총 5명이었다. 아드님은

낮 동안에 직장에서 일하고, 환자의 간호는 거의 며느리 혼자 담당하고 있다. 주에 4~5번 데이서비스를 이용한다고는 해도, 실질적인 간병인이 한 사람인 상태라 이미 한계에 다다른 상태였다. 게다가 손이 많이 가는 초등학생 2명까지 있어서 간병 부담은 더더욱 클 수밖에 없었다. 최근 들어 환자의 실금까지 늘어나 정신적인 부담도 심각해졌다.

"이제 슬슬 어머님이 입원할 수 있는 고령자 시설을 찾아봐야 할 것 같습니다. 지금까지 며느님이 최선을 다해왔지만, 이제 쓰러지기 직전입니다."

진찰실에서 내가 이렇게 권하자, 안심한 며느님은 말없이 눈물을 흘렸다.

그런데 오랜만에 병원에 같이 온 아드님은

"아뇨, 괜찮습니다. 아내는 튼튼하니까요."라며 웃는 것이 아닌가.

"저희 어머니도 자식을 키우면서 시아버지의 간병을 하셨습니다. 그러니 아내도 할 수 있습니다."

그는 자신 있게 큰소리를 쳤다.

놀랍게도 요즘에도 S씨처럼 '부모님은 마지막까지 집에서 간병하는 것이 당연하다'고 생각하는 고리타분한 사람이 있다.

환자를 다른 사람에게 맡길 수 있다는 발상 자체가 없는 것이다.

나는 너무 화가 났다.

"그건 틀린 겁니다. 어머님 세대가 견뎌온 고생은 가혹하고 잘못된 일입니다. 그래서 더 이상 그런 희생이 없도록 개호보험 제도가 생긴 것 아닙니까! 부인은 이미 충분히 노력하셨어요. 더 이상은 무리입니다!"

라고 야단치고 말았다. 물론 S씨의 아드님은 꽤 당황했지만 말이다.

이 상황이 되면 아내에게 간병을 맡기고 있는 남성이 택할 수 있는 길은 다음 두 가지 중의 하나이다. '본인은 바쁘다'는 핑계로 결국 아무것도 하지 않거나, '더 이상 아내를 힘들게 할 수는 없다'며 환자를 입원시키기 위해 가족을 설득하는 것이다.

나도 남자이고, 아들에게 어머니란 특별한 존재라서 '조금만 더 집에서 간호해 보자'며 입소를 망설이는 마음도 이해한다. 아버지의 경우라면 이렇게 고민하지 않겠지만, 어머니에 대한 아들의 감정은 더 애틋한 법이다.

비틀비틀 걷는 어머니를 부축하며 '자, 여기 앉으세요', '일어나 보세요', '가방은 제가 들고 있을게요'라며 자상하게 대하는 아드님을 많이 본다. 그런 모습을 보고 있자면 가슴이 징해 오지만, 한편 '아내에게는 한 번도 그래 본 적이 없겠지'라는 마음이 들기도 한다.

어머니나 아내나 소중하기 짝이 없는 존재다. 남자에게 이 둘 중 한 사람을 선택하라는 것은 영원한 딜레마일 수밖에 없다. 그러나 나는 혈연관계가 아닌 제3자의 관점에서 부인을 지켜주라고 권하고 싶다. 왜냐하면 시어머니에 대해서는 말 한마디 할 수 없는 약자이기 때문이다. 약자를 지키는 것이 사람으로서의 기본이 아닐까.

환자가 입소해도
간호 부담이 0가 되는 것은 아니다
• • • • •

가능한 한 집에서 간호하고 싶지만 더는 불가능하다. 그렇다고 입소시키는 것은 불쌍하다. 이 둘 사이에서 많은 가족이 고민한다.

'나를 키워준 부모님이 치매에 걸렸으니, 지금부터는 내가 효도할 차례'라고 결심했는데, 얼마 지나지 않아 병세가 심각해진다. 그런 죄책감 때문에 간호 부담이 한계를 넘어섰는데도 '내가 벌써 편해지면 안 되지'라고 생각하는 사람도 많다. 혹은 시설에 맡기는 것이 자신을 키워준 부모를 버리는 것 같아서 괴로울지도 모른다.

그러나 많은 이들이 착각하는 점이 있다. '입소시키면 간호 부담이 사라져 편안해질 것'이라는 생각이다. 환자가 입소해도 가족에게는 할 일이 많다. 갈아입을 옷을 가지고 정기적으로 방문해야 하고, 병세나 상처 때문에 시설에서 호출이 오면 달려가야 한다. 그것이 원인으로 입원이라도 하게 되면 병원에도 다녀야 한다.

입소를 하면 가족의 간호 부담은 절반 정도로 줄지만, 이 역시 보통 일은 아니다. 이런 말을 들으면 가족은 오히려 기쁜 표정을 짓는다. 환자를 위해 할 수 있는 일이 있다는 사실에 안도하는 것이다. 죄책감 줄어들기 때문이리라.

환자 역시 입소로 얻는 장점이 많다. 고령자 시설이 그렇듯이, 입소하면 아침 인사만으로도 여러 사람을 만난다. 집에 있을 때보다 자극이 늘어나 치매의 진행 예방에 도움이 된다.

게다가 시설에는 여러 가지 레크레이션 활동이 준비되어 있다. 신년회, 춘분, 단오, 추석, 크리스마스 등 계절마다 이벤트나 소풍, 단풍 구경 등의 외부 행사도 많다. 집에서 이런 행사를 모두 챙기기는 힘들다.

그리고 냉난방 시설은 물론, 영양가가 계산된 식사와 간식이 제공된다. 식단을 살펴보면 우리 집 저녁보다 시설에서 나오는 점심이 훨씬 나을 정도이다.

'입소하면 환경이 변해서 치매가 더 악화되지 않을까?'하고 걱정하는 이도 있지만, 실은 그 반대이다. 물론 치매의 종류에 따라 진행이 빨라지는 환자도 있지만, 그런 경우는 집에 있어도 마찬가지이다. 결코 입소가 원인이 아니다.

여기서 환자를 시설에 입소시킨 가족에게 바라는 것이 한 가지 있다. 가능하면 자주 면회하러 가주기를 부탁한다. 때때로 '아버지가 집에 오고 싶어 지실지 모르니까…'라며 면회를 주저하는 가족이 있는데, 환자의 귀소 본능에 대해서는 시설의 직원이 적절히 대응할 수 있다. 그러므로 걱정하지 말고 자주 면회하러 가기를 권한다.

자신에게 마음 써주는 가족이 있다는 것만으로 환자는 기쁘다. 물론 만난 뒤 5분이 지나면 잊어버리겠지만(쓴웃음). 그럼에도 가족을 만난 반가움은 어딘가에 남아있지 않을까?

　그리고 가끔은 환자를 모시고 밖으로 외출하기를 권한다, 집단생활을 해야 하는 시설에서는 아무래도 부자유한 점이 있기 마련이다. 좋아하는 음식을 먹지 못한다거나, 멋을 내지 못하는 것 등등이다. 그러므로 때때로 외식을 시켜드리거나 이발소나 미용실에 모셔다 드리자. 환자가 대단히 기뻐할 것이다.

　기본적인 케어는 타인도 가능하지만, 같이 있는 것만으로 환자를 웃게 하는 것은 가족뿐이다. 그러므로 누구나 가능한 시중은 프로 간병인에게 맡기고, 가족만이 할 수 있는 정신적인 케어에 전념하자. 그것 역시 훌륭한 간호이다.

　가족이 가능한 순간까지 최선을 다해 환자를 간호한 뒤에는 프로 간병인인 우리가 대기하고 있다. 만약 시설에 요구사항이나 불만이 있다면 확실히 얘기하자. 시설에서 미처 생각하지 못한 점이 있을 때는, '이런 점이 마음에 걸려서…이렇게 해주면 좋겠습니다'라고 건의하면 문제가 깔끔이 해결되기도 한다.

입소 후에 웃음을 되찾기도

＊＊●●●●

　환자가 시설에서 보살핌을 받으며 건강히 지내는 모습을 보면, 대부분의 가족은 '입소시키기를 잘했다'라며 안도한다. 입소한 시설이 최악이거나, 직원이나 다른 입주 환자와 맞지 않는 일이 없는 한, 후회하는 사람을 본 적이 없다.

　"입소하신 후에 웃음이 늘어났습니다."

　그렇게 말하는 가족이 대부분이다.

　뉴스캐스터인 안도 유코 씨도 그중 한 명이다. 안도 씨의 어머니는 70대 중반에 치매가 발병해서 80세를 지나서 고령자 시설에 입소했다. <치매 문제 가족의 책임>(와다 유키오, 요네무라 시게토, 이가라시 요시토, 안도 유코, 중앙 공론, Digital Digest)에 따르면 안도 씨의 어머니가 혼자 사셨을 때는 개의 대소변 처리도 못 하고, 냉장고에 음식물이 썩어나고, 집안도 쓰레기로 엉망이었다고 한다. 그런데도 어머니는 도우미를 쓰는 것을 거부하셨다. 그래서 안도 씨와 여동생이 교대로 어머니 댁에 드나들게 되었다. 그러나 두 사람 모두 각자의 일과 집안일 때문에 1년쯤 지나자 가족끼리만 해결하기는 어려워졌다.

그래서 고령자 시설에 입소시키기로 결정했다. 처음 입소했을 당시 어머니는 '내 집이 있는데 여기서 살 수는 없다!'며 화를 내고 거부하셨다. 그 모습을 본 안도 씨는 어머니를 입소시킨 것에 큰 죄책감을 느꼈다고 한다.

그런데 시간이 지나자 어머니가 변하기 시작했다. 시설에는 전문가를 불러 그림을 그리는 시간이 있었는데, 어머니가 그림을 시작하고 나서는 화를 내지 않게 되었다고 한다. 치매에 걸린 자신에게도 할 수 있는 일이 있다는 걸 깨닫고, 잃었던 자신감을 회복했기 때문이었다.

그런 어머니를 보고 안도 씨는 '예전의 멀쩡하던 어머니는 어디로 가신 걸까?'하며 무의식중에 치매에 걸린 어머니를 불신의 눈으로 보아 왔다는 걸 깨달았다. 동시에 어머니가 지나치게 공격적이었던 것은 그런 의심이 분해서가 아닐까 하는 생각이 들었다고 한다.

어느 날 시설의 직원으로부터 '어머니는 웃음이 많으신 귀여운 분'이라는 말을 듣고, '어머니는 예전이랑 달라진 게 없구나'라고 그녀는 깨달았다. 제3자가 끼어드니 어머니를 다시 볼 수 있는 여유가 생긴 것이다. 입소의 장점은 이렇듯이 환자의 '좋은 점'을 다시 볼 수 있게 되는 것이다.

집에서 간병을 하면 아무래도 환자 혼자서 할 수 없는 일이나 이상 행동에만 신경 쓸 수밖에 없다. 따라서 간병인도 초조하고 불안해진다. 부지불식간에 '빨리 이 간호 생활이 끝났으면…' 하는 기분이 환자에게 전해지기도 한다.

그렇게 되면 환자가 '가족에게 폐를 끼치고 말았다'는 죄책감에 빠지기 쉽다. 그 때문에 서로 삐걱거리며 공격적이 되어 집안 분위기가 점점 험악해진다. 이것이 가정 간호의 힘든 점이다.

그런데 입소하여 약간의 거리감이 생기면, 간병인에게 신체적으로나 정신적으로 여유가 생겨 환자가 불쌍하다는 생각을 다시금 하게 된다. 가족이 환자를 향해 미소를 띠게 되면, 환자 역시 마음의 안정을 찾아 웃을 수 있다.

어떤 남자 환자의 가족은 시설에 입소하고 얼마 지나지 않아 크리스마스 모임에 손자를 데리고 왔다. 환자의 방에서 치킨과 케이크를 먹고 선물을 교환하며 즐거운 시간을 보냈다고 한다.

가족은 집으로 돌아가며 직원에게 이렇게 말했다.

"오랜만에 아버지의 웃는 얼굴을 볼 수 있었습니다. 집에서는 오랫동안 이런 일이 없었거든요."

"시아버님이 웃으셔서 좋았어요. 또 오겠습니다."

괴로운 간호 생활이 계속되면 환자를 미워하는 일도 생긴다.

인생의 후반을 미움을 받으며 끝내는 것보다 때때로 가족과 웃으며 보내는 것이 환자에게도 행복이 아닐까?

도움을 줄 수 없다면 참견도 하지 말자
(다만 경제적 부담은 같이!)

● ● ● ● ●

"왜 시설에 보내겠다는 거야? 너무 불쌍하잖아."

"저 정도면 아직은 집에서 돌봐드릴 수 있을텐데…."

이런 말로 환자를 돌보고 있는 간병 가족의 '입소 결정'에 찬물을 끼얹는 사람이 있다. 주로 떨어져 살고 있는 형제나 친척 등, 어쩌다 한 번씩 환자를 보러 오는 이가 그렇다. 치매 환자는 가끔 보러 오는 사람 앞에서 긴장을 해서인지 평소보다 좋은 상태를 보여줄 때가 많다. 그런 모습만 보고 '아직 정신이 말짱하시네. 그런데 시설에 보낸다니…'라며 참견을 해서 간병 가족에게 죄책감을 떠안기는 것이다.

이렇게 실제 도움은 주지 않고, 가끔 말만 보태는 사람을 의료 현장에서는 '풋내기 증후군'이라고 부른다. 풋내기 증후군의 특징은 실제로 간병을 하지 않기 때문에 환자의 평소 모습이나 받아온 치료에 대해 거의 알지 못한다는 것이다. 병에 대해 알지 못하기 때문에 간호하고 있는 가족이나 의료진, 시설의 직원에게 '대충하는 것 아니냐', '더 좋은 치료법은 없나?', '간호 서비스가 부족하다'는 등의 공격적인 자세를 보이기도 한다.

예를 들어 매일 간호하고 있는 가족은 고령의 환자가 잘 걷지 못한다는 것을 이미 알고 있다. 그래서 열심히 간호해도 환자가 넘어질 수 있다는 것을 이해한다. 그 결과 환자가 다치더라도 치하하거나 위로하지, 직원에게 책임을 묻지는 않는다.

그러나 평소 보행 간병을 해보지 않은 '풋내기 증후군' 가족은 '간병이 직업이면서 어떻게 환자를 다치게 할 수가 있냐'며 역정을 낸다.

그러나 내가 볼 때 간병 현장의 직원 중 대다수는 힘든 노동 조건 속에서 열심히 일하는 사람들이다. 때때로 일이라는 틀을 뛰어넘어 환자에게 최선을 다하는 그들에게 가족이나 환자가 건네는 '고맙습니다', '덕분에 도움이 됩니다'라는 감사 인사는 마음을 지탱해 주는 큰 힘이 된다.

그런데 난데없이 '풋내기 증후군'의 사람이 나타나 직원의 마음을 짓밟는 얘기를 아무렇지도 않게 내뱉는다. 그런 말만 앞서가는 풋내기의 참견이 간병 현장을 피폐하게 만드는 것이다.

내가 500건 이상 경험해 본 재택에서의 간병도 마찬가지다.

오랫동안 간병해 온 가족과 의논해서 환자가 노쇠하여 스스로 식사할 수 없게 되면, 입소하지 않고 최소량의 수액으로 집에서 간병하기로 결정한 적이 있다. 그런데 풋내기 증후군 친척이 임종 직전에 나타나, '왜 입원시켜서 연명하지 않았느냐'며 참견하는 것이 아닌가.

의사인 나로서는 소송에 걸릴 위험도 있었다.

재택 간호의 경우, 의사는 24시간 언제 응급 전화가 울릴지 모르는 상황에서 생활해야 한다. 나는 밤에 반주도 하지 않는다. 개업하고 꽤 오랫동안 장기 가족 여행도 가지 못했다. 그렇게 지역과 환자를 위해 재택 의료에 애쓰고 있지만, 그러한 진심을 아무렇지 않게 짓밟는 것이 '풋내기 증후군'에 걸린 사람들이다.

간병 가족, 의료진, 시설의 직원은 연대해서 환자를 돌보는 하나의 팀이다. 그러므로 오래 협력해 나가는 동안 좋은 관계를 유지한다. 그런 관계를 한순간에 무너트리는 것 역시 '풋내기 증후군'에 걸린 사람이다.

이상하게도 이런 풋내기 참견쟁이 중에는 도쿄로 시집간 장녀가 특히 많다. 장남인 남동생과 부인이 아무리 열심히 환자를 간병해도, 누나인 장녀는 불만이 많다.

또한 이들은 지인인 의료관계자에게서 얻어들은 단편적인 지식을 근거로, '그 치료(간병)는 별로인데…'하고 태클을 걸기도 하는데, 그런 지적은 대개 맞지 않는다. 그도 그럴 것이 정보를 준 의료관계자가 환자의 상황을 정확히 알지 못하기 때문이다. 따라서 매우 일반적인 조언밖에는 할 수가 없다. 치매 증상은 환자에 따라 다양해서, 그런 일반적인 조언이 맞지 않을 때가 많다. 애매한 지식으로 의료 현장에 불만을 제기하는 '풋내기 증후군'은 방해꾼에 불과하다.

어쩌다가 한번 불쑥 얼굴을 내밀면서 환자의 권리를 멋대로 주장하거나 불만을 제기하지만 말고, 한 달에 한 번이라도 간호를 돕는 편이 주 간병인 가족에게 도움이 된다. 그리고 한 달에 한 번이라도 진찰실에 직접 모시고 와서 시중을 들거나, 환자의 상태를 알면 간병인이나 시설 직원에게 불만을 제기하는 발언은 할 수 없을 것이다. 간병에 도움을 주지 않는 사람은 불만도 말하지 않아야 한다.

평소 간병에 도움을 주지 않는 가족이나 친척이 환자와 간병 가족을 도울 수 있는 방법은, 단언컨대 경제적 지원뿐이다. 환자의 의료비나 시설 입원비, 실제 간병을 하고 있는 가족에게 감사의 마음을 전하기 위한 위로금은 얼마든지 내도 좋다. 이러한 경제적인 도움은 환자와 간병 가족을 멀리서 도울 수 있는 매우 실질적인 방법이다.

"떨어져 있어도 아버지, 어머니를 생각하고 있어요. 마음으로 응원하고 있답니다. 나도 가족이니까요."

이런 마음을 표현하고 싶다면 이보다 더 좋은 방법이 없다.

고령자 시설의 종류

● ● ● ● ●

치매 환자를 위한 고령자 시설에는 실로 여러 종류가 있다. 그 때문에 '어디로 모셔야 최선일까' 고민하며 쉽게 결정하지 못하는 가족이 많다.

왜 그리 망설이는가 생각해 보면, '임종 장소'를 고르려 하기 때문이다. '환자가 앞으로 계속 있을 만한 곳은 어디인가'라고 생각하기 시작하면 좀처럼 결정하기 힘들다. 그럴 때는 처음부터 '임종 장소'를 구하지 말고, 당시 환자의 상태나 가족의 상황을 고려해서 최선의 장소를 택하면 된다.

예를 들어 치매가 초기에서 중기로, 아직 의식이 또렷하다면 환자가 즐겁게 지낼 수 있는 '그룹홈'이나 '주택형 유료 서비스', 또는 '서비스가 포함된 고령자 주택' 등이 좋다. 이런 시설의 특징은 증상이 비교적 가벼울 때 입소해서 대우도 좋고, 환자도 편히 지낼 수 있다는 점이다. 다만 비용이 많이 드는 것이 흠이다.

그러므로 환자가 건강할 때는 이런 시설에 들어갔다가, 증상이 악화되어 자리에 눕게 되면 중증의 환자만 들어가는, 비용이 저렴한 '특양(개호 노인복지시설)'이나 '노건(개호 노인보건시설)'으로 옮기는 가족이 많다.

내가 협력 의사로 근무하는 그룹홈에서는 '실은 여기에 계속 있고 싶지만, 비용 때문에 특양으로 옮기겠습니다'는 사람이 상당수 있는데, 그것도 괜찮은 방법이다. 간병은 일상생활의 일부이기 때문에 가족의 일상생활이 무너지지 않는 범위 내에서 계속해 나가는 것이 중요하다.

임종의 장소로 정한 곳이 그룹홈이라면 한 가지 주의할 점이 있다. 그 시설이 '임종'까지 돌봐주는지를 확인해야 한다. 그룹홈의 경우, 임종까지 돌봐주는 곳과 그렇지 않은 곳이 반반이다.

후자라면 환자의 임종에 다다라 '더는 무리입니다. 서둘러 병원에 입원시켜 주십쇼' 또는 '임종하실 다른 시설로 옮겨주십쇼'라고 요구할 수 있다. 갑자기 퇴소를 통보받은 가족은 당장 입원이나 입소가 가능한 시설을 찾아 내일을 장담할 수 없는 환자를 안고 헤매야 할지 모른다.

그러므로 임종에 대해서는 입소 전에 시설의 가능 여부를 꼭 확인해 둬야 한다.

젊었을 때의 사진을 걸어두자

환자가 시설에 입소할 때 가족에게 부탁하고 싶은 것이 한 가지 있다. 환자의 젊은 시절 사진을 벽에 걸어두자.

90세의 G씨(여성)는 말기의 알츠하이머 형 치매 환자로 얼마

전에 시설에 입소했다. G씨의 방에는 가족들이 붙여놓은 사진이 가득했다. 아이들과의 일상을 찍은 사진이나 친척과 여행했을 때의 사진, 그리고 그녀가 여학생이었던 10대 시절로 추정되는 사진도 있었다.

"이 소녀가 G씨입니까? 무척 어리시네요."

진찰을 하려고 병실에 방문한 내가 말하자, G씨는 싱글벙글 웃으면서 당시의 추억을 얘기해주었다.

"그럼요. 다치미 여학교에 다녔어요. 달리기를 무척 잘했죠. 지금은 이래 뵈도 육상 선수였다우."

"오, 당시의 육상 선수였다면 꽤 말괄량이셨겠네요?"

나도 웃으며 맞장구를 쳤다.

"맞아요. 자전거도 탔는걸. 당시에 여자는 아무도 타지 않았는데, 난 달랐지."

당시 학교에 다니고, 게다가 자전거를 탈 정도의 여학생이었다는 것이 G씨에게는 자랑거리임이 틀림없다. 눈을 반짝이며 이야기하는 그녀의 모습에서 그 시절의 말괄량이를 엿볼 수 있었다. 이런 그녀의 모습을 보며 '그래, 옛날부터 할머니였던 건 아니야. G씨에게도 젊은 시절이 있었겠지'라는 생각이 새삼 들었다.

누구에게나 젊은 시절은 있다. 나는 치매 환자를 치료하는 의사이기 때문에 환자가 나이든 후의 모습밖에 알지 못한다. 이것은 고령자 시설의 직원도 마찬가지이다.

그 때문에 환자가 건강하던 시절의 모습을 보면, 가족이 환자에게서 어떤 모습을 보고 있는지 알 것 같은 기분이 든다. 아무것도 기억하지 못하게 된 할아버지나 할머니가 아니라, 활기차고 유쾌하며, 어부바나 포옹을 해주는, 손을 잡아 이끌어 주고, 때로는 혼도 내며 그렇게 나를 지켜준, 의지할 수 있는 사람. 사진을 보면 환자의 그런 모습을 알 것만 같다.

그러므로 우리 그룹홈에서는 가족에게 부탁해 환자의 젊은 시절 사진을 벽에 붙여놓고 있다. 그러면 의사인 나뿐만 아니라 직원도 환자에게 친밀감이 생긴다.

게다가 말기의 치매 환자라도 옛날 일은 선명하게 기억하는 경우가 많아서, 사진을 보면 적극적으로 옛날이야기를 하기도 한다. 과거의 일을 기억해 내고 이야기하는 것을 '회상 치료'라고 하는데, 뇌를 활성화하는 좋은 자극이 된다.

이렇듯이 벽에 붙여놓은 사진 한장으로 환자에게 생기를 줄 수 있다. 가족에게는 몇 번이나 되풀이되는 이야기일지 몰라도, 처음 듣는 나나 의료진에게는 무척 재미있는 이야기이다. 듣는 상대가 즐거워한다는 걸 느끼는 것일까 환자의 수다도 이어진다.

이런 유쾌한 순환을 위해서라도 젊은 시절의 사진을 꼭 붙여 두자!

누구나 마지막에는 식사를 하지 못하게 된다

●●●●●●

치매 환자는 신체가 건강할 때는 식욕이 왕성한 사람이 많다. 그러나 차차 근육이 생각처럼 움직이지 않게 되고, 삼키는 것마저 곤란해져서 음식을 섭취하는 일이 힘들어진다. 노쇠에 따라 서서히 식사량도 줄어들다가, 마침내는 식사 자체를 인식하는 것이 불가능해져서 임종을 맞는다.

다시 말해 인간은 반드시 마지막에는 음식을 먹지 못하게 되어 생명이 멈추게 된다. 의료기술이 발전한 요즘에는 이러한 당연한 사실을 모르는 사람이 늘고 있다. 그 때문에 부모님이 90세 임에도 이런 사실을 말해주면 놀라는 가족이 많다.

예를 들어, 고령자는 감기 등의 컨디션 변화로 식사량이 줄어도 탈수증상에 빠지기도 한다. 이때 탈수를 보충하기 위해 수액을 맞으면 다시 식사를 할 수 있게 되기도 한다.

혹은 체력의 저하로 자신도 모르는 사이에 폐렴, 담낭염, 신우신염 등의 감염증에 걸리기도 한다. 이때도 감염증을 치료하면 식욕이 돌아오기도 한다.

그러나 모든 시도에도 효과가 없다면 생명체로서 음식을 섭취할 수 없는, 다시 말해 '죽음'이 가까이 온 것이다. 치매 환자의 경우 이 단계에서는 자택 혹은 시설에 입소하고 있을 때가 많다.

이때 가족이 결단하지 않으면 안 되는 일이 있다. 가족은 환자를 병원에 입원시킬지, 아니면 자택이나 시설에서 임종을 맞을지를 택해야만 한다. 망설일 시간이 없다. 식사를 하지 못하게 되면 하루의 유예도 없다. 의사가 '어떻게 하시겠습니까?'라고 물으면 바로 대답해야 한다.

나는 의사로서 천 명이 넘는 환자의 임종을 지켜봐 왔다. 그 경험에서 말하자면, 이 단계에서는 '병원에 입원하는 것'은 피하라고 권하고 싶다. 자택이나 시설에서는 식사를 하지 못하게 된 환자에게 의료적인 처치를 하지 않고, 자연스럽게 임종을 맞이하는 선택이 가능하다.

그러나 병원에서는 '의료적인 처치를 하지 않는 임종'이 불가능하다. 그 때문에 입원과 동시에 처음부터 연명 치료를 거부하지 않는 한, 위에 관을 연결해 직접 영양을 공급하는 '위루관 영양공급'이나 목부터 두꺼운 정맥까지 튜브를 넣어서 영양을 공급하는 '중심정맥영양 공급'을 실시한다.

위루관이나 중심 정맥을 통한 영양공급이 체력이 회복되어 음식을 섭취할 수 있을 때까지 일시적인 처치일 때는 문제가 없다. 하지만 90세를 넘어 육체의 수명이 거의 다 된 환자에게 실시하는 것은 무의미한 고통만 연장하는 행위일 뿐이다.

수년 동안 위루관으로 영양을 공급받으며 관절이 굳어져 손과 발이 비틀어지는 환자의 처참한 모습은, 의사인 나카무라 진이치가 쓴 〈극락왕생하고 싶으면 의료를 멀리하라-자연사를 권한다(겐토샤)〉에 자세히 묘사되어 있다. 관심 있는 사람이라며 읽어보기를 바란다.

연명 치료를 원하는 가족은 그저 죽음을 피하고자 살려두기를 택하지만(개중에는 부모의 연금을 탐내는 사람도 있지만), 연명의 비참함을 알고 있는 내 환자 중에는 '병원에 입원시키면 귀신이 돼서 원망하겠다'고 선언한 사람까지 있을 지경이다.

그러니 가족은 '누구나 마지막에는 반드시 음식을 섭취하지 못하고 죽어간다'는 사실을 자연스레 받아들여 주기를 바란다.

생명에게 주어진 마지막 선물

• • • • • •

　한편, 음식을 섭취하지 못하게 됐을 때 입원하지 않고 자택이나 시설에서 병구완하기로 택하면, 환자는 평화롭게 임종을 맞을 수 있다. 평화로운 임종이란 환자에게 억지로 음식을 먹이거나, 수액을 맞추며 무리하게 연명시키지 않는 것을 말한다.

　가족 중에는 '식사와 물을 먹지 못하면 괴롭지 않을까?'라고 생각하는 사람이 많지만, 그런 걱정은 할 필요가 없다. 음식을 섭취할 수 없는 기아 상태나 수분을 섭취할 수 없는 탈수 상태가 계속되면, 뇌에서는 모르핀 작용을 하는 물질이 나온다. 그러면 취한 것처럼 몽롱하고 기분 좋은 상태가 되어 고통이나 불안, 두려움을 느끼지 못하게 된다. 다시 말해 생의 마지막 순간에 식사를 못 하게 되는 것은 생명이 주는 마지막 안식인 셈이다.

　이러한 사실을 알아도 '어쩐지 불쌍해서…수액만이라도 안 될까요?'라고 묻는 가족도 있다. 그러나 이 상태에서 늙고 얇아진 환자의 혈관에 무리하게 주삿바늘을 꼽고 수액을 공급하면, 환자는 몽롱한 꿈처럼 편안했던 상태에서 다시 고통의 세계로 소환되고 만다.

이럴 때 나는 다소 냉정하게 들릴지라도, '당신의 안심을 위해서 환자를 고통스럽게 해도 괜찮겠습니까?'라고 묻는다. 그러면 대개의 가족은 이해를 한다.

아무것도 하지 않고 지켜보는 것은 생각보다 힘든 일이다. 그러나 이런 경우는 아무것도 하지 않고 지켜보는 것이 오히려 더 환자를 위한 길이다.

1950년대는 80%이상이 자택에서 임종을 맞이했지만, 그 이후에는 병원에서 마지막을 맞는 사람이 대다수가 되었다. '자연스러운 죽음'을 지켜봤던 사람이 점점 줄어들어, 요즘에는 '연명할 수 있는 가능성이 있다면 해야 한다'고 생각하는 사람이 많아진 것 같다.

그러나 이는 절대 그렇지 않다. 마지막 순간에 환자가 고통받지 않을 수 있는 선택이 가능하도록 가족은 이런 사실을 받아들여야 한다.

치매에 호스피스는 없다

······

'입원하지 않는다'는 결단은 바로 '죽음'을 의미하므로, 사람에 따라서는 좀처럼 결심하지 못하기도 한다.

내 경험에서 볼 때 아들에게서 그런 경향이 강하게 나타난다. 딸들은 오히려 '이 연세까지 사셨으니까 이제 충분하다'라며 순순히 수긍하는 편이다. 그때까지 최선을 다해 간호했으므로 어느 정도 만족하기 때문일지도 모른다.

한편 남성은 직접 간호해본 사람이 적기 때문에 세상의 체면이나 상식에 사로잡혀 중요한 결정을 망설인다. 특히 남자 형제만 셋인 경우가 최악이다. 한 명이 '연명하지 않는 게 좋겠다'고 말하면, 다른 두 명이 '아니, 나는 반대다', '아니, 내 생각에는…' 이라며 의미 없는 논쟁을 계속한다. 한시가 급한데 결론은 정해지지 않는다.

따라서 이럴 때를 대비하여 환자 자신이 어떻게 하고 싶은지 평소에 확실히 해둬야 한다. 특히 아들만 삼 형제인 집은 반드시 결정해둘 필요가 있다. 가능하면 치매에 걸리기 전부터 '입으로 음식을 먹지 못하게 되면, 연명 치료를 하지 말고 자연스러운 죽음을 맞겠다'는 식으로 어떤 최후를 맞을지 엔딩 노트에 기록해 두는 것이 좋다.

만약 그 전에 치매가 발병했다면, 가족은(특히 아들은) 되도록 빠른 단계일 때 환자 본인의 의사를 확인해 두자. 이것도 가족이 할 수 있는 훌륭한 간호라고 나는 생각한다.

현재 일본의 의료 현장에서는 치매 환자의 연명 거부가 인정되고 있지 않다. 그 때문에 일단 입원하면 병원 측은 연명 장치를 하지 않을 수 없다.

암 환자라면 '암 대책 기본법'이란 법률이 있어 스스로 호스피스를 선택하면, 연명하지 않고 고통만 제거하는 완화 케어를 중심으로 받을 수 있다.

그러나 현재 치매 환자에게는 그런 선택지가 없다. 암 환자를 위한 호스피스는 있어도, 그 외의 환자를 위한 호스피스는 없다.

나는 이제 고령자나 생명이 얼마 남지 않은 환자의 연명 거부에 관해서 진지하게 검토할 때가 왔다고 생각한다. 그러나 이런 권리가 인정받으려면 아직 시간이 더 필요한 것 같다.

그때까지 소중한 가족의 임종은 스스로 지켜야만 한다. 그러기 위해서는 앞서 말한 지식을 축적해 두는 수밖에 없다.

인간의 마지막 의무

●●●●●

내가 대표를 맡고 있는 경영자 모임이 있다. 이전에 그곳에서 아오야마 학원 대학의 명감독인 하라 스스무 씨를 초청해서 강연을 들은 적이 있다. 그때 '선수가 크게 성장하는 계기는 무엇입니까?'라는 질문을 했다.

그때 하라 감독의 대답이 다음과 같았다.

요즘 아이들은 인터넷이나 sns에서 어릴 적부터 다양한 자극을 접하고 있다. 그 때문에 아무리 감동적인 이야기를 해도 '어디선가 들은 적이 있다'며 시큰둥해한다. 말로 해서는 좀처럼 변하지 않는다.

그런데 유일하게 크게 변하는 경우가 있는데, 바로 '가족의 죽음을 보았을 때'이다. 20세 전후의 대학생은 할아버지 할머니가 돌아가시는 걸 본다. 죽음을 눈앞에서 본 그들은 생명이 영원하지 않다는 것을 깨닫는다. 임종하는 사람도, 임종을 지켜보는 사람도 여러가지 후회가 남는다는 것을 몸소 느낀다. 그 후 연습에 임하는 자세가 크게 바뀐다고 한다.

전후 일본에서는 '죽음'에 접하는 기회가 극단적으로 줄어들었다. 병원에서도 마지막은 의사가 처치하거나 임종의 순간에 입회하지 못하는 경우가 대부분이다. 그렇게 죽음을 숨기면서 우리의 삶과 죽음을 보는 시각은 어떻게 변했을까?

이에 대한 단적인 대답이 제32회 일본 아카데미 상 최우수 작품상을 받은 〈굿바이(다키타 요지로 감독,쇼치쿠)〉의 한 장면에 있다. 영화의 주인공은 시체에 수의를 입혀 관에 안치하는 장례지도사이다. 극중에서 장례지도사로 전직한 주인공(모토키 마사히로)에게 부인(히로스에 료코)이 '불결하다!'며 소리친다.

죽음이 불결하다는 말에 의사로서 오랫동안 임종을 지켜보아 온 나는 심한 충격을 받았다. 살아있는 인간이라면 언젠가 죽음을 맞는 것이 당연하다. 그런데 그것이 왜 더럽다는 것인가?

지긋지긋하게 애를 먹이던 치매 영감이나 할망이라도 마지막에는 반드시 죽음을 맞는다. 먹지 못하게 되고, 잠자는 시간이 많아지다가 마침내는 호흡이 불규칙해진다.

내가 임종을 지킬 때는 손주나 증손주가 있으면 가능한 환자의 가까이에서 최후의 모습을 보게 한다. 의식이 거의 없는 환자의 가슴이 갑자기 훅 들먹일 때가 있다. 그 후 손발이 파랗게 되고, 몸이 조금씩 차가워진다. 처음 죽음을 접한 그들의 놀람이 곁에 있는 나에게도 전해져 온다.

내가 환자의 사망을 선언하면 그때부터는 '장례 준비'가 시작된다. 나는 가족에게도 같이 유체의 신체를 닦게 한다. 사후 처리를 하고, 고인이 좋아하던 옷을 입힌다. 때로는 가족의 뜻에 따라 내가 고인의 넥타이를 매어드린 적도 있다.

고인이 여성이라면 사후에 화장을 해드린다. 딸들이 늘 사용하던 립스틱을 발라 드리며 '건강하던 시절의 엄마가 돌아왔네', '그러게, 이제 진짜 우리 엄마 같아'라고 말하면, 어느새 가족들 사이에 자연스레 미소가 번진다.

'아버지 관에는 그동안 끊으셨던 담배를 넣어드려 볼까'라고 누군가가 좋아하던 것에 대한 얘기를 하면, '저것도 좋아하셨는데', '이것도 좋아했지'라며 고인에 대한 그리운 추억들이 쏟아져 나온다.

손주나 증손주는 그런 어른들의 모습을 보면서 책이나 인터넷, 영화에서는 절대 배울 수 없는, 실제로 경험하지 않으면 깨닫지 못하는 것을 느끼고 배운다. 태어나면 반드시 죽음을 맞는다는 당연한 생명의 이치를 깨닫는다.

죽음을 통해서 생명의 이치를 보여주는 일.

그것이 망자가 하는 최후의 일이라고 나는 생각한다.

그리고 망자의 마지막 선물을 받아 인생의 양식으로 삼는 일.

그것이 남겨진 이들의 의무이다.

끝마치며

마지막으로 내 어머니 이야기를 하고 싶다.

현재 82세. 아직 팔팔하시지만, 어머니도 남들 못지않은 간호 인생을 살아오신 분이다. 어머니의 이름은 '세츠코'이다. 배우 이즈미 모토야의 어머니와 이름이 똑같다. 참고로 전에 근무하던 병동의 수간호사 두 명도 세츠코였다.

'세츠코'란 이름을 가진 사람의 공통점은 남달리 기가 세고, 똑부러진다는 점이다. 여태 세츠코 중에 기가 약한 사람을 본 적이 없다(세상 어딘가에는 기가 약하고, 온순한 세츠코도 존재하겠지만)

게다가 우리 어머니는 호랑이띠다. 기가 세도 보통 센 것이 아니다. 아직도 '네가 의사가 된 것은 다 내 덕이다. 하세가와 집안이 잘 된 것도 다 나 때문이다'라고 진심으로 말씀하신다. 분명히 맞는 말이지만, 조금쯤 겸손하셔도 좋지 않을까?

4남매의 장녀로 태어난 어머니는 책임감이 강하고 야무진 맏딸이었다. 결혼 후에는 직장 일로 바쁜 아버지 대신해서, 개호 보험 제도가 없는 시대에 혼자서 치매 환자인 시아버지를 간호하셨다. 동시에 아버지와 자녀의 시중도 들어야 했다. 얼마나 힘 드셨었을지 상상이 가지 않는다.

그럼에도 불평 한마디 없이 의연하게 견디셨다. 그래서 치매에 걸려 아들과 손주의 얼굴까지 잊어버린 할아버지도 며느리의 얼굴만은 기억하셨다.

"그 시절을 혼자 버티시다니, 정말 대단하세요."

의사가 된 후 진심으로 어머니께 말했다. 마음에서 우러난 존경의 말이었는데, 어머니는 어쩐지 심드렁한 얼굴로 이렇게 말하셨다.

"너는 그렇게 미담처럼 이야기하지만, 나는 지금도 그때 생각은 하기조차 싫다."

아마도 이것이 당시에는 말하지 못한 어머니의 진심이리라. 어머니의 입을 통해 들은 것은 처음이었지만, 그 당시 아이였던 나에게도 어머니의 심정이 전해졌던 것 같다.

내가 의사가 된 것은 할아버지에게 '뭔가 더 해드릴 것이 없었을까' 하는 후회 때문이었지만, 그뿐만 아니라 어머니처럼 간호에 고통받는 사람을 돕기 위해서이기도 하다.

지금도 진찰실에 있으면 어머니처럼 꿋꿋하게 치매 환자를 간호하며 버티는 간병 가족을 많이 만난다.

혹은 환자가 세상을 떠나 간호 생활이 끝난 뒤에도 계속해서 '그때 정말 최선을 다한 걸까?'며 자문하는 사람도 있다. 그런 분들에게 '최선을 다한 당신을 틀림없이 누군가가 지켜보고 있습니다'라고 말해주고 싶다.

특히 아이들이 당신의 헌신으로부터 여러 가지를 배웠다는 걸 기억했으면 한다. 최선을 다하는 어머니의 모습을 보며 내가 의사가 되었듯이, 어떤 형태로든 누군가의 도움이 되고 싶다는 희망을 가진 아이가 적어도 한 명은 있을 것이다. 누군가를 지지하는 부모를 본 아이는 자신도 누군가를 지지하는 한 사람이 되고 싶어 하기 때문이다

그러므로 간호 가족은 '내가 할 수 있을 때까지 간호한다. 그이상은 다른 사람의 도움을 받는다'고 마음먹어야 한다. 왜냐하면 한계를 넘어서까지 애쓰는 당신을 보며 큰 아이들이 같은 입장이 되면 당신처럼 한계를 넘어서 무리하게 간호하려고 할 것이기 때문이다.

"무슨 일이 있어도 반드시 집에서 마지막까지 간호하겠다"

이렇게 고집하는 사람을 보면, 경험자인 어머니는 뭐라고 충고할까 나는 늘 생각한다.

만약 어머니인 세츠코 여사라면…

"이봐요! 왜 간호 서비스를 이용하지 않는 거야!

지금은 개호 보험 제도가 있잖아. 얼마나 편리한 서비스인데.

개호 등급 인정을 받아서 케어 매니저의 도움을 받으라고.

각종 간병 서비스를 충분히 이용하란 말이야!

나라면 서비스를 이용해서 편히 지낼 거야. 그리고 전문 의료인의 도움도 받을 거야.

그렇게 해서라도 가능한 한 오래오래 집에서 모실 거야.

그게 불가능해지면 그때는 시설의 도움을 받으면 되니까!"

틀림없이 이렇게 호통치실 것이다.

어머니의 말이 옳다.

그렇게 하는 것이 맞다.

아니, 반드시 그래야 한다.

나도 그때가 오면, 어머니에게도 똑같이 할 것이다.

치매 전문의로서, 그리고 사랑하는 어머니의 아들로서.

그 모습을 보게 될 나의 세 딸에게도 내가 치매에 걸리면 역시 같은 행동을 하라고 할 것이다.

할 수 있는 만큼만 하자.
그걸로 충분하다.

"당신이 간병한 그분이 어쩌면
이렇게 말 해줄거예요."
"고마워, 위에서 당신을
잘 보고 있어."

어쩌면 한 번은 만나야 할 가족이야기

우리집에 치매가 찾아왔다

펴낸 날 초판 1쇄 2024년 7월 15일

지은이 하세가와 요시야 | **옮긴이** 이미라 | **펴낸이** 김민경

디자인 임재경(another design) | **인쇄** 도담프린팅 | **종이** 디앤케이페이퍼 | **물류** 해피데이

펴낸곳 팬앤펜(pan.n.pen) | **출판등록** 제307-2017-17호

전화 031-939-0582 | **팩스** 02-6442-2449

이메일 panpenpub@gmail.com | **블로그** blog.naver.com/pan-pen

인스타그램 @pan_n_pen

편집저작권 ©팬앤펜, 2024

이 책은 저작권법에 따라 보호를 받는 저작물이므로 무단 전재와 복제를 금지합니다.

이 책 내용의 전부 또는 일부를 이용하려면 반드시 저작권자와 팬앤펜의 서면 동의를 받아야 합니다.

제본 및 인쇄가 잘못되었거나 파손된 책을 구입한 곳에서 교환해 드립니다.

ISBN 979-11-91739-13-8(03510) **값** 15,000원

이 책을 쓴

하세가와 요시야

1966년, 일본 나고야 출생. 나고야시립대학 의학부 졸업. 치매 전문의, 의학박사,
일본신경학회 전문의, 일본내과학회 종합 내과 전문의, 일본노인병학회 전문의.
할아버지가 치매 환자였던 경험을 바탕으로 의사를 지망했고, 꿈을 이뤘다. 질병뿐 아니라
가족과 생활까지 돌보는 라이프 닥터로서 의료, 간호, 사회보장 서비스는 물론 민간 보험을
잘 활용하는 방법 등까지 폭넓게 활동 중이다. 재택의료 분야에서는 개업 이래 5만 건 이상의
방문 진료, 5백 명 이상의 재택간호를 실천했다. 현재, 의료법인 브레인 그룹의 이사장으로서
의료, 간호, 복지의 여러 분야에서 재택 생활을 지지해 주는 서비스를 전개하고 있다.
주요한 저서로는 베스트셀러였던 〈엄지를 자극하면 뇌가 금세 젊어진다!〉(선마크 출판),
〈치매 전문의가 가르쳐준다! 뇌의 노화를 막으려면 치아 건강을 지켜라!〉(칸키 출판) 등이 있다.